1日1分でもの忘れ予防

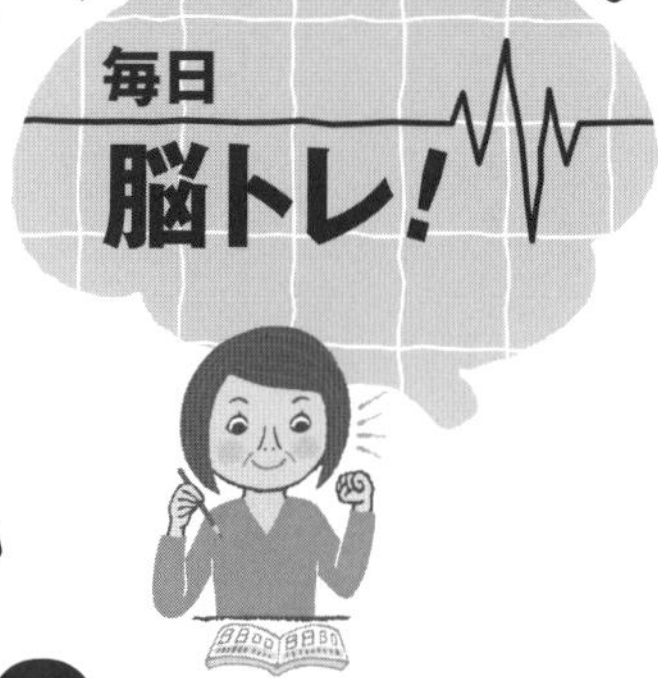

漢字ドリル366日

諏訪東京理科大学教授
篠原 菊紀 監修

西東社

漢字ドリルで

脳を鍛えて毎日イキイキと！

諏訪東京理科大学共通教育センター教授
篠原　菊紀

漢字ドリルが脳を活性化させる！

みなさん、最近こんなことが増えていませんか？

・その話、もう○回目、と言われる
・よく知っている人の名前が出てこない
・おつりの計算がめんどうで、財布が小銭でパンパン
・話し始めたはいいが、何を話そうとしたのかわからなくなることがある

こういった症状は、脳のはたらきが鈍くなっているために起こります。今からでも遅くはありません。この漢字ドリルで脳を元気にしましょう。

「センスオブノーイング」をいかして脳トレを！

さて、この漢字ドリルを手に取った皆さんに、こんな説明は不要でしょうが、「漢字」ドリルはやる気になりやすいものです。小学生の頃から漢字の学習をしてきているので、その漢字は知っているはずだ、考えればできるはずだ、と思いやすいからです。

人の脳には、自分の脳がかつて記憶したことの目録のようなものがあります。「知ってる感じ」、**センスオブノーイング**といいますが、漢字はセンスオブノーイングが強いのです。

漢字を書こうとするとき、「あれ、何だったっけ」「昔、習ったはず」という感じを覚えるのが、センスオブノーイングです。センスオブノーイングが強いことは、つまり、脳ががんばろうとしている証拠なのです。

学んだ漢字の情報は、物を認知するためのデータベースである**側頭葉底部**（図1）に蓄えられています。実は、脳のデータベースでは、「覚えた漢字」というのは、ざっくり形を知っているに過ぎません。ちゃんと「書

く」ためには、書き順やバランスなど、漢字を書くために覚えた手順の記憶を思い出す必要があります。

漢字ドリルはやる気が出やすいのですが、やってみると手ごわく感じることがあります。それは、最近、パソコン、スマートフォンの普及で、漢字を書く機会が減っていることもあり、無意識に書けていた、漢字を書く手順の記憶が薄れているからです。漢字を書くことは、その手順を思い出そうと脳がはたらき、筋肉を動かすことにかかわる**運動野**や動かし方のプランを立てる**前運動野**がフル回転します。だからこそ、漢字ドリルはすばらしい脳トレになるのです。

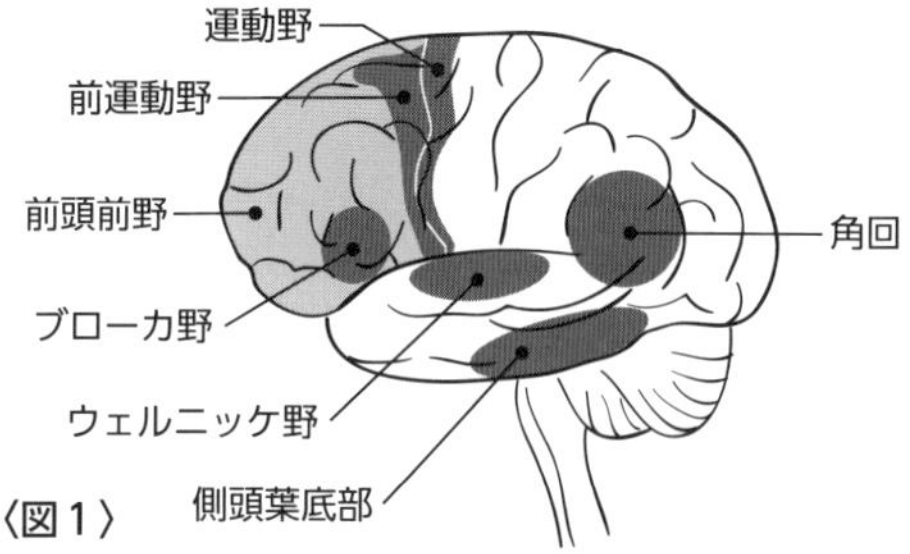

〈図1〉

ワーキングメモリを鍛えよう

漢字は、複数の読みをもつものや、字形がよく似たものがあります。また、同訓異字・同音異義語の使い分け、書き順のルールなどもあります。このように多くの要素を持つ漢字は、文字を読むことの中枢で想像力にもかかわる**角回**《かくかい》、言葉を聴く中枢である**ウェルニッケ野**、話す中枢である**ブローカ野**、**側頭葉底部**など、脳の多くの部位をはたらかせます(図1)。よって、漢字を覚えたり思い出したりすることは、脳が活性化しやすくなるのです。

それだけではありません。この本では、単に漢字の読み書きだけではなく、音読やパズル形式の問題によって、**ワーキングメモリ**をたくさん使うように工夫しています。**ワーキングメモリ**は「**記憶や情報を一時的に脳にメモしながら、何らかの知的作業を行う**」機能です。

われわれはこの機能を使って仕事をしたり、学習したり、人とかかわったりしているのですが、このワーキングメモリの力が、年とともに衰えやすい。そのトレーニングをねらっているのです。

（図2）は年齢に応じてワーキングメモリの力がどう変化するかを示したものです。年とともに平均値が下がり、さらに散らばりが大きくなります。四〇、五〇、六〇、七〇と同級生の間で差が広がっています。年齢が高くなるほど、鍛えている人とそうでない人の差が顕著になります。だからこそ、ワーキングメモリの力をしっかり鍛えておく必要があります。

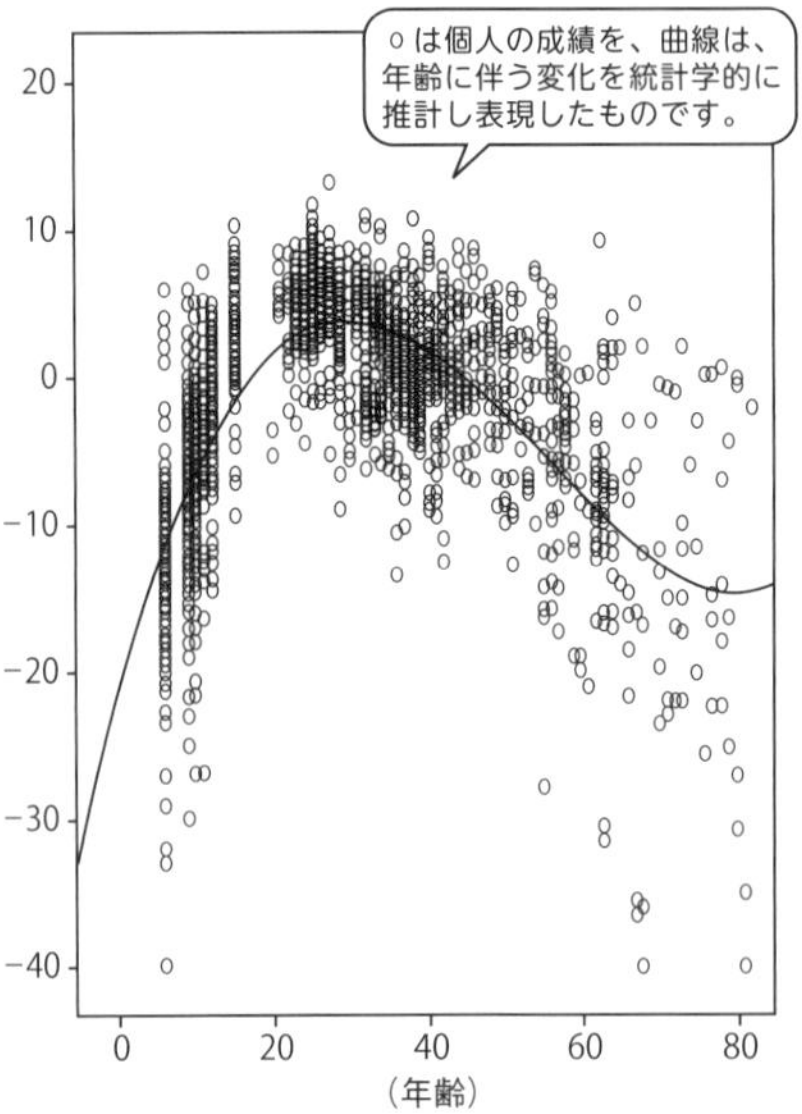

〈図2〉年齢とワーキングメモリ

毎日、脳によいことを続けよう

では、ワーキングメモリを鍛えるにはどうすればよいのでしょうか。つぎの四つがポイントになります。

▼頭をしっかり使うこと。

▼有酸素運動や筋トレなど、運動すること。

・一日五〇〇〇歩以上のウォーキング、または、四〇分程度のウォーキングを週三回、速く歩くこと

・スクワットなどの筋トレ　など

▼野菜・魚が豊富なバランスのいい食事をとること。

▼生活習慣病の予防や治療をすること。

・お酒は適度（一日一合程度、休肝日を設ける）

・禁煙する

・医師への相談、必要な治療　など

実際、脳トレ、運動、バランスのいい食事、血圧などの健康管理を行ったグループは、しないグループに比べ、二年たった時点で認知機能テスト（社会活動に必要な知的能力の指標となる）の成績で25％、ワーキングメモリにかかわるテスト成績で83％、反応速度で150％、成績がよかったという報告もあります。

小さな達成感がやる気を生む

さて、このドリルには「書き込み式の達成表」がついています。正答数や所要時間をこまめに書き込めます。記録をとることは何かを続ける上で役に立つ方法です。

記録したら、できいかんにかかわらず、「よくやった」と自分をおおげさにほめればさらによいでしょう。脳の奥にある**線条体**《せんじょうたい》（図3）という「やる気」の中核が活性化します。

脳トレでもっとも大事なのは「**やる気**」です。

線条体は、行動の開始やコントロールにかかわります。同時に、線条体の腹側には**快感中枢**である**側坐核**《そくざかく》があり、**報酬**（脳にとってほめられることは報酬です）に反応します。

つまり、**線条体は行動と快感を結び付け、その行動を行う確率を高めてくれる**のです。「漢字ドリル」をしたら、その結果を記録し、すぐにほめましょう、自画自賛でも線条体は活性化します。

そして、これを繰り返すことで、漢字ドリルが目に入ったり、「漢字ドリルをしようかな」と思ったりしただけで、線条体が活性化するようになり、やる気スイッチが入ります。

また、このドリルでは難易度を調整することで、皆さんの「やる気」

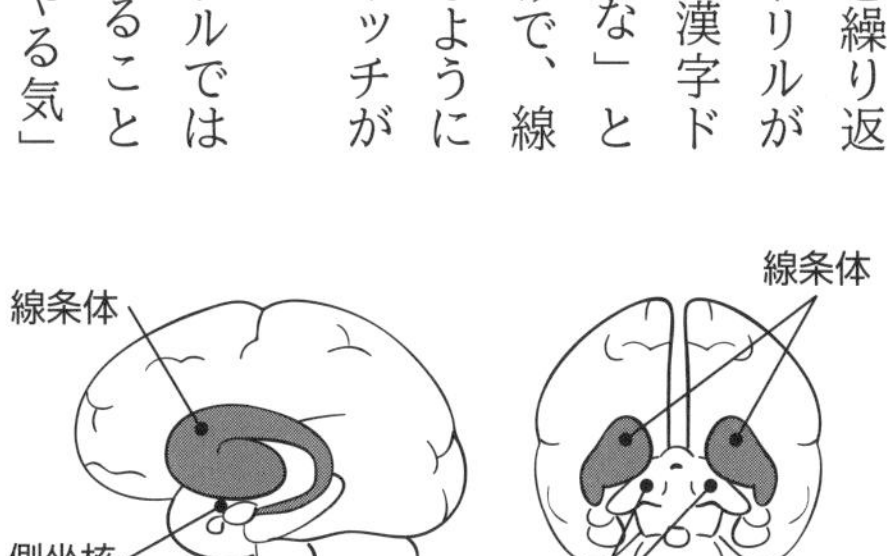

〈図3〉「やる気」の中核、線条体

が維持されるように工夫しています。具体的には、チャレンジする問題の50〜75％が解けるよう構成しています。このぐらいの確率のとき、線条体の活動がもっとも高まりやすいからです。

また、後半になるにつれ問題が難しくなるようにしていますが、「楽勝だ」「簡単すぎる」という方もいるでしょう。**線条体の活動を維持するには同じ難易度ではだめ**なのです。そういう方は、**目標時間の半分を目指す**といいでしょう。自分のやる気が維持されやすくなる正解率（50〜75％）になるよう、ご自身で目標時間を調整してチャレンジしてください。「やる気」を保つように工夫をすることは、ドリルを続けていくことへの力になるでしょう。

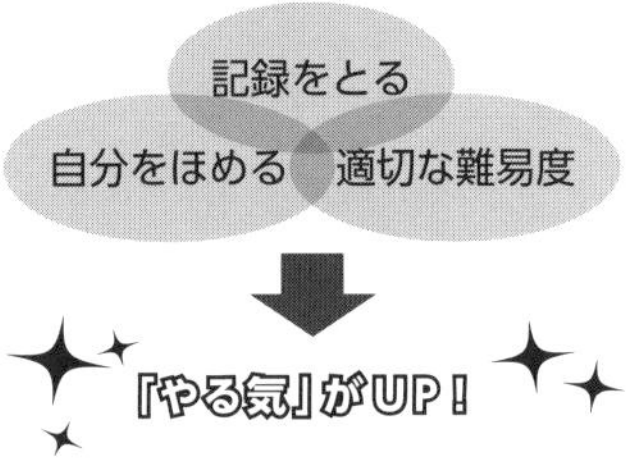

人は三日坊主、多彩な問題で飽きさせません

それでも人は本質的に三日坊主です。「やる気」にかかわる線条体の活動は、一度目は高くても、二度目で半減、三度目ではなかなか活性化しないものなのです。ですから目先を変えることも必要。線条体の活動は「差」に反応するのです。

この本では、七日に一日、音読ページを用意し、古文、近現代文の小説や詩を読んでもらいます。パズル的問題も取り入れ、脳が飽きてしまわないようにしています。さらに「脳チャレ！」というおまけ問題では、間違いやすい漢字や、「あれ？どっちだっけ？」「何だっけ？」という日本語表現の問題、早口言葉などを取り

基礎トレ …読み５問、書き５問の基本的な問題。

音読 …文章を声に出して読む。

漢字パズル …パズル問題のほか、雑学や創作など、さまざまな問題。

入れています。私の「アドバイス」も線条体に対する変化球のひとつです。

それでも人は三日坊主です。どう工夫しても、飽きてしまう。そんなとき、**三日坊主の自分をあきらめてはいけません**。四日目、五日目にまた始めればいいのです。一年に一度だけ始めて三日坊主では、一年でたった三日のトレーニングですが、十回始めれば三十日、五十回始めれば一五〇日のトレーニングになります。**何度でもはじめましょう**。

何度でも始められるように、ドリルの終わりでは自分を気持ちよくしておきましょう。達成表に書き込み、自分をほめ、「楽しかった」といいましょう。線条体はだまされやすいので、簡単な暗示も結構効くのです。やる気を高めて、トレーニングを続けていきましょう！

本書の使い方

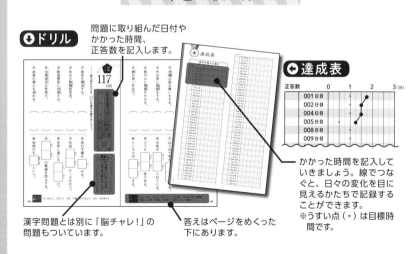

ドリル

問題に取り組んだ日付やかかった時間、正答数を記入します。

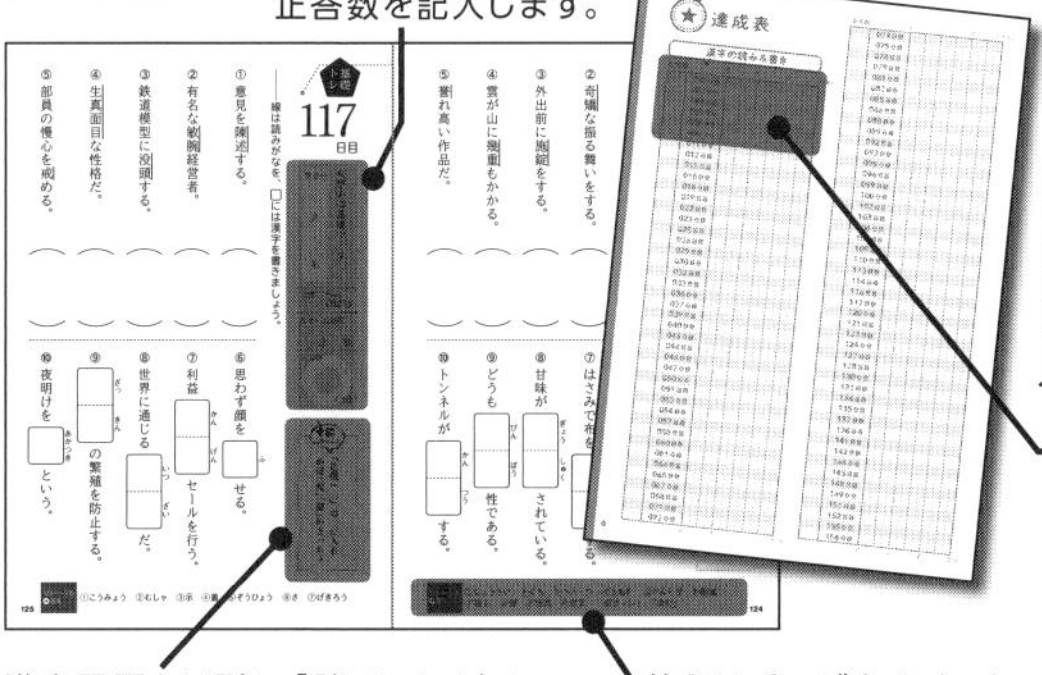

漢字問題とは別に「脳チャレ！」の問題もついています。

答えはページをめくった下にあります。

達成表

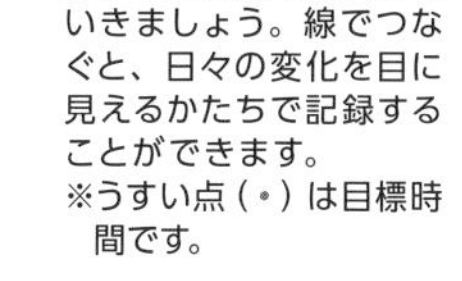

かかった時間を記入していきましょう。線でつなぐと、日々の変化を目に見えるかたちで記録することができます。

※うすい点（•）は目標時間です。

正答数		0　　1　　2　　3（分）
	158日目	
	159日目	
	162日目	
	163日目	
	165日目	
	166日目	
	169日目	
	170日目	
	172日目	
	173日目	
	176日目	
	177日目	
	179日目	
	180日目	
	183日目	
	184日目	
	186日目	
	187日目	
	190日目	
	191日目	
	193日目	
	194日目	
	197日目	
	198日目	
	200日目	
	201日目	
	204日目	
	205日目	
	207日目	
	208日目	
	211日目	
	212日目	
	214日目	
	215日目	
	218日目	
	219日目	
	221日目	
	222日目	
	225日目	
	226日目	
	228日目	
	229日目	
	232日目	
	233日目	
	235日目	
	236日目	
	239日目	
	240日目	
		0　　1　　2　　3（分）

正答数		0　　1　　2　　3（分）
	242日目	
	243日目	
	246日目	
	247日目	
	249日目	
	250日目	
	253日目	
	254日目	
	256日目	
	257日目	
	260日目	
	261日目	
	263日目	
	264日目	
	267日目	
	268日目	
	270日目	
	271日目	
	274日目	
	275日目	
	277日目	
	278日目	
	281日目	
	282日目	
	284日目	
	285日目	
	288日目	
	289日目	
	291日目	
	292日目	
	295日目	
	296日目	
	298日目	
	299日目	
	302日目	
	303日目	
	305日目	
	306日目	
	309日目	
	310日目	
	312日目	
	313日目	
	316日目	
	317日目	
	319日目	
	320日目	
	323日目	
	324日目	
		0　　1　　2　　3（分）

達成表

漢字の読み&書き

正答数		0　1　2　3(分)
	001日目	
	002日目	
	004日目	
	005日目	
	008日目	
	009日目	
	011日目	
	012日目	
	015日目	
	016日目	
	018日目	
	019日目	
	022日目	
	023日目	
	025日目	
	026日目	
	029日目	
	030日目	
	032日目	
	033日目	
	036日目	
	037日目	
	039日目	
	040日目	
	043日目	
	044日目	
	046日目	
	047日目	
	050日目	
	051日目	
	053日目	
	054日目	
	057日目	
	058日目	
	060日目	
	061日目	
	064日目	
	065日目	
	067日目	
	068日目	
	071日目	
	072日目	
	074日目	
	075日目	
	078日目	
	079日目	
	081日目	
	082日目	
	085日目	
	086日目	
	088日目	
	089日目	
	092日目	
	093日目	
	095日目	
	096日目	
	099日目	
	100日目	
	102日目	
	103日目	
	106日目	
	107日目	
	109日目	
	110日目	
	113日目	
	114日目	
	116日目	
	117日目	
	120日目	
	121日目	
	123日目	
	124日目	
	127日目	
	128日目	
	130日目	
	131日目	
	134日目	
	135日目	
	137日目	
	138日目	
	141日目	
	142日目	
	144日目	
	145日目	
	148日目	
	149日目	
	151日目	
	152日目	
	155日目	
	156日目	

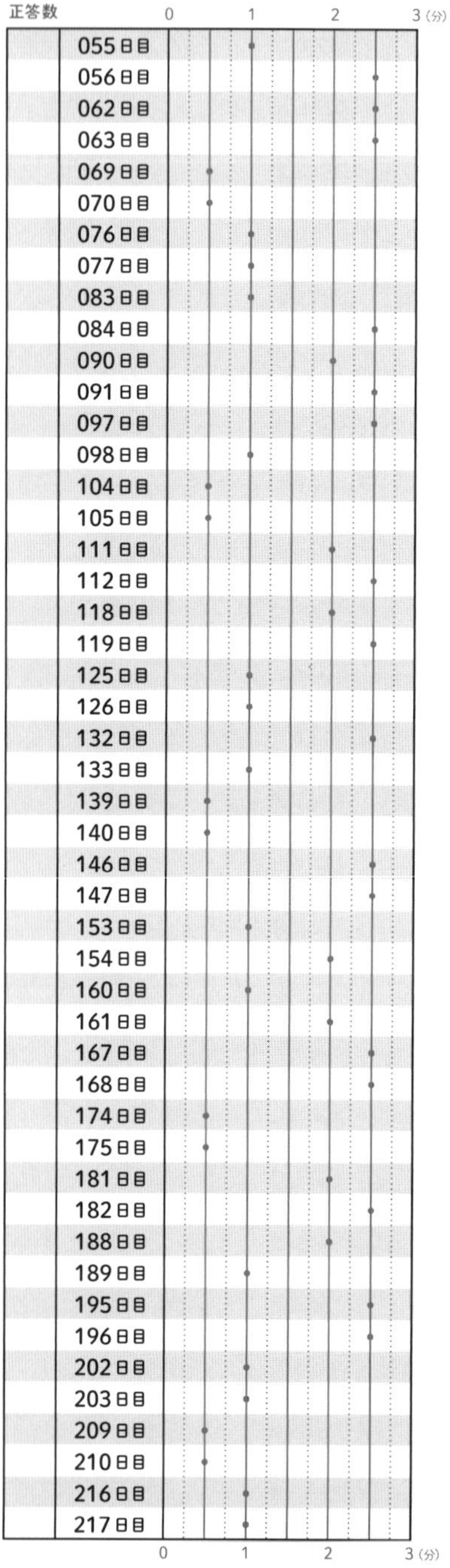
正答数
0
1
2
3 (分)
055日目
056日目
062日目
063日目
069日目
070日目
076日目
077日目
083日目
084日目
090日目
091日目
097日目
098日目
104日目
105日目
111日目
112日目
118日目
119日目
125日目
126日目
132日目
133日目
139日目
140日目
146日目
147日目
153日目
154日目
160日目
161日目
167日目
168日目
174日目
175日目
181日目
182日目
188日目
189日目
195日目
196日目
202日目
203日目
209日目
210日目
216日目
217日目
0
1
2
3 (分)

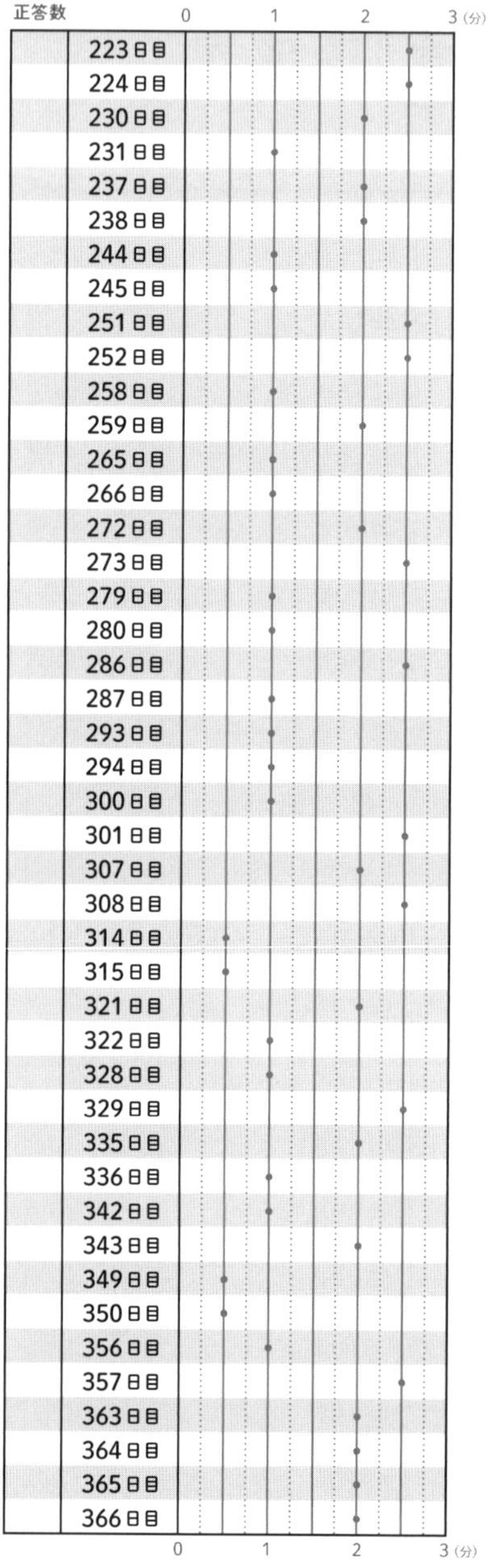
正答数
0
1
2
3 (分)
223日目
224日目
230日目
231日目
237日目
238日目
244日目
245日目
251日目
252日目
258日目
259日目
265日目
266日目
272日目
273日目
279日目
280日目
286日目
287日目
293日目
294日目
300日目
301日目
307日目
308日目
314日目
315日目
321日目
322日目
328日目
329日目
335日目
336日目
342日目
343日目
349日目
350日目
356日目
357日目
363日目
364日目
365日目
366日目
0
1
2
3 (分)

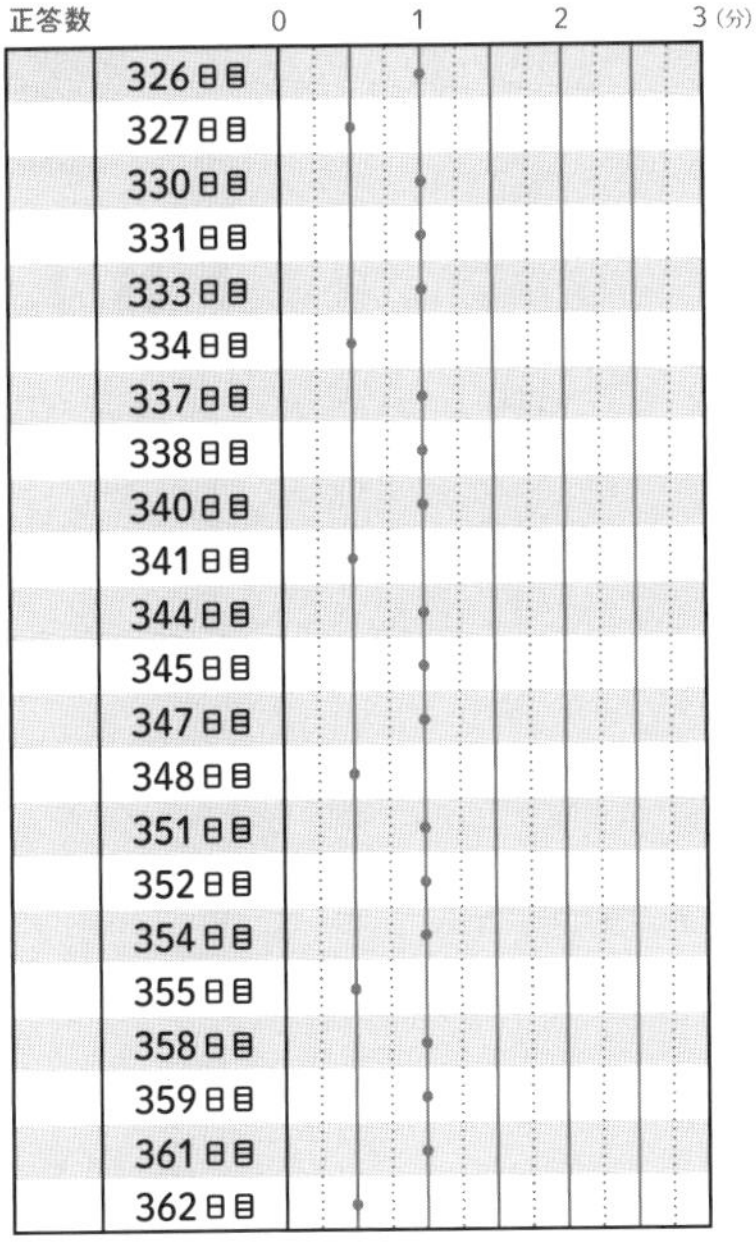

漢字の読み書きプラス音読

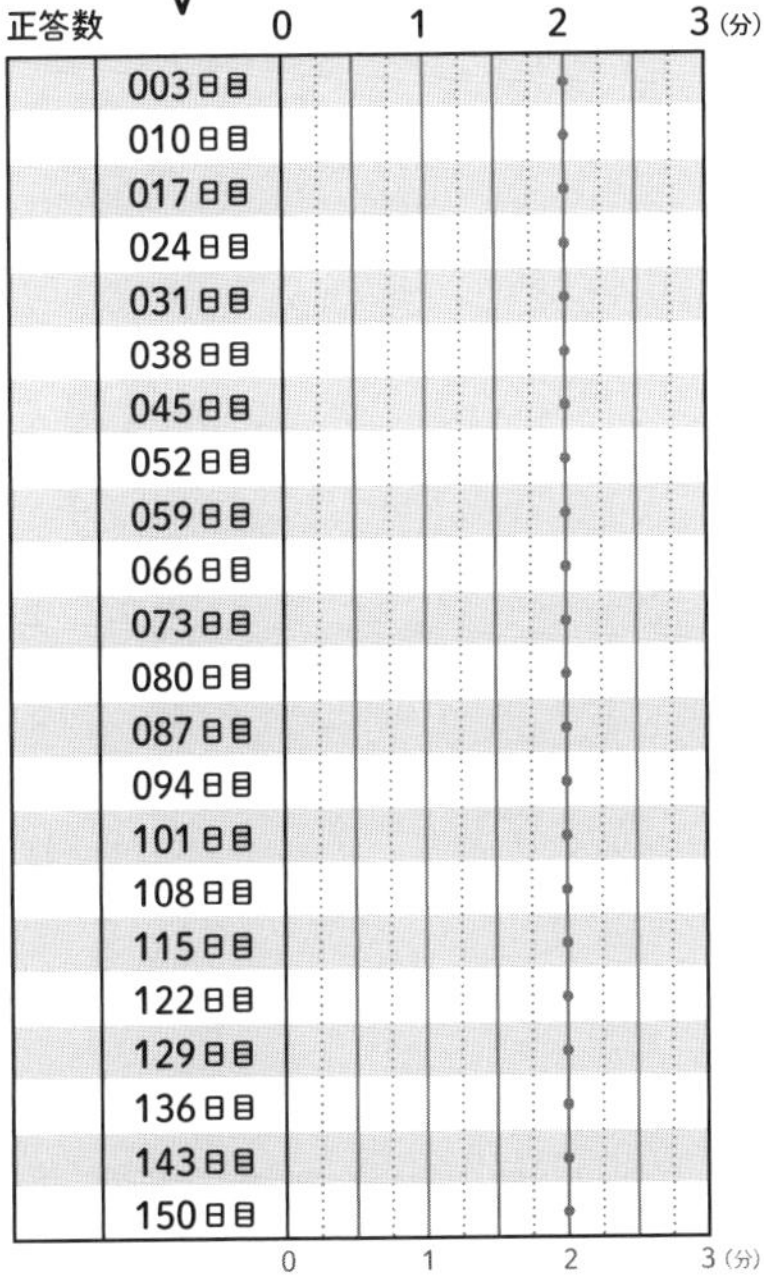

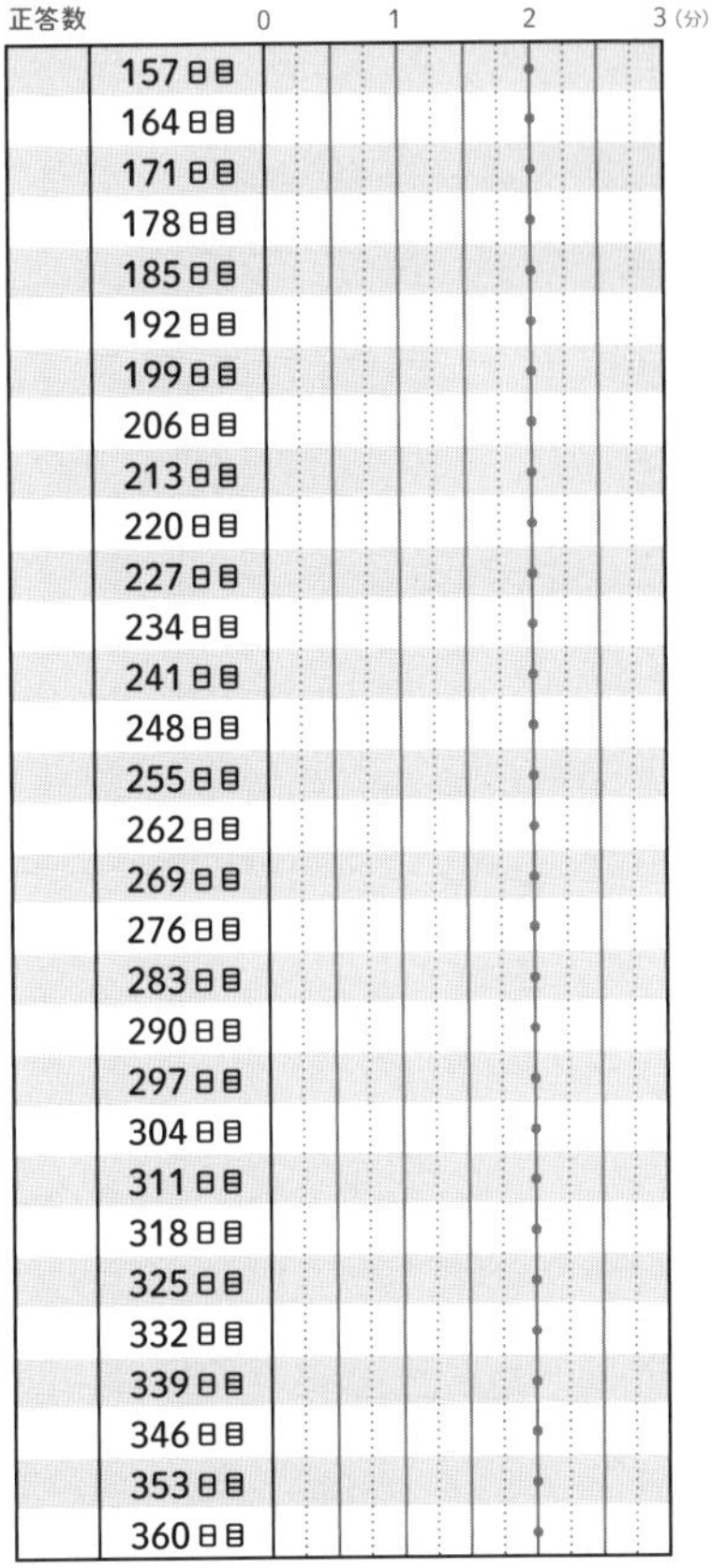

漢字のパズルなど

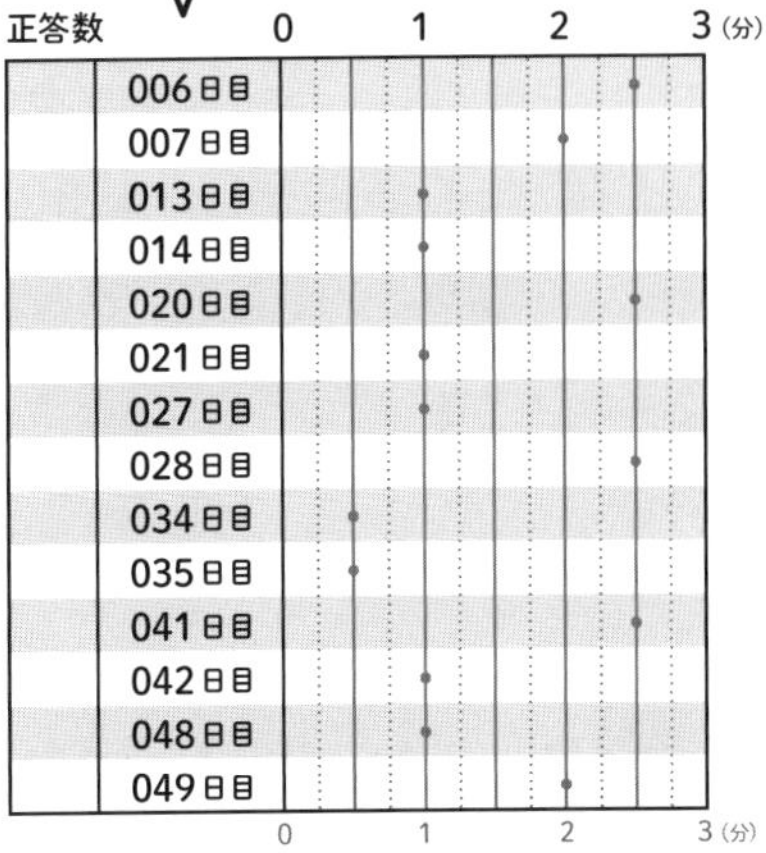

基礎トレ

001日目

さあ、はじめるぞ！

学習日　月　日

目標　1分

かかった時間　分　秒

正答数　／10

脳チャレ！

「主人はミエっぱりで困ってしまう。」は「見栄」「見得」のどっち？

――線は読みがなを、□には漢字を書きましょう。

① 食物繊維を摂取する。（　　）

② 室内の湿度に注意する。（　　）

③ 表情が和やかになった。（　　）

④ 西欧諸国を訪れる。（　　）

⑤ 事件は未明に起こった。（　　）

⑥ 家事が一□□《だんらく》する。

⑦ 杉の木を切り□《たお》す。

⑧ 通常国会が□□《しょうしゅう》される。

⑨ □□《さとう》と塩を間違える。

⑩ 水分を□□《きゅうしゅう》する素材。

366ページの➡答え

1 ①ちくさん　②こはん　③ひんぱつ　④けんま　⑤やくどう

2 核心・旋回・喪失・豊富

基礎トレ

002日目

習慣にしよう
学習日　月　日
目標 1分
かかった時間　分　秒
正答数　/10

――線は読みがなを、□には漢字を書きましょう。

① 需要と供給の関係。
② 商店街で八百屋を営む。
③ 一面に記事が載る。
④ 多額の資金を費やす。
⑤ 生涯に渡る事業。

⑥ 明るく□《ほが》らかな性格だ。
⑦ 公共□□《しせつ》に避難する。
⑧ 予想外の□□《てんかい》に戸惑う。
⑨ □□《こうそう》ビルの最上階。
⑩ 人口□□《みつど》が高い地域。

脳チャレ!
「相槌」「合槌」正しいのはどっち？

367ページの➡答え
1 ①地殻　②紺色　③溺愛　④汗　⑤突
2 ①家　②間

音読

003日目

今日は声に出しながら

学習日　月　日

目標　2分

かかった時間　分　秒

正答数　/7

次の文章を声に出して読みましょう。——線は読みがなを、カタカナは漢字を書きましょう。

①親譲りの②無鉄砲で小供《こども》の時から③ソンばかりしている。小学校に居る時分学校の二階から飛び降りて一週間ほど④コシを抜《ぬ》かした事がある。なぜそんな⑤無闇をしたと聞く人があるかも知れぬ。別段深い理由でもない。新築の二階から首を出していたら、同級生の一人が⑥ジョウダンに、いくら⑦威張っても、そこから飛び降りる事は出来まい。弱虫やーい。と囃《はや》したからである。小使《こづか》いに負ぶさって帰って来た時、おやじが大きな眼《め》をして二階ぐらいから飛び降りてコシを抜かす奴《やつ》があるかと云《い》ったから、この次は抜かさずに飛んで見せますと答えた。

（夏目漱石《なつめそうせき》『坊っちゃん』）

先生のアドバイス

音読するときは、口をしっかりと開けて顔の表情を豊かにすると、脳がより活性化されます。

①（　　り）　②（　　）　③□　④□　⑤（　　）　⑥□□　⑦（　　っても）

12ページの答え

①せんい　②しつど　③なご　④せいおう　⑤みめい　⑥段落　⑦倒
⑧召集　⑨砂糖　⑩吸収　脳チャレ！…「見栄」

基礎トレ

004日目

まだやりはじめたばかり

学習日　月　日

目標　1分

かかった時間　分　秒

正答数　／10

——線は読みがなを、□には漢字を書きましょう。

① 年始の挨拶をする。（　　）

② 立派な御殿に住む。（　　）

③ これは幸先がよい。（　　）

④ 漆塗りの器。（　　）

⑤ 魅力のある笑顔。（　　）

⑥ 祝福の言葉を□《おく》る。

⑦ 水が全部□□《じょうはつ》した。

⑧ 式典が□《おごそ》かに執り行われる。

⑨ 夜が□《ふ》けるまで熱中する。

⑩ 仕事を□□《いらい》する。

脳チャレ！

「あくどい」「悪どい」正しいのはどっち？

13ページの➔答え　①きょうきゅう　②いとな　③の　④つい　⑤しょうがい　⑥朗　⑦施設　⑧展開　⑨高層　⑩密度　脳チャレ！…「相槌」

基礎トレ

005日目

今日はスピード重視！

学習日　月　日

目標 30秒

かかった時間　分　秒

正答数　／10

——線は読みがなを、□には漢字を書きましょう。

① 一週間の献立を見る。（　　）

② 躍進を心に誓う。（　　）

③ 静かな境内を歩く。（　　）

④ ジムで体を鍛える。（　　）

⑤ 翻訳された本を読む。（　　）

⑥ バスの□《しゃ》□《そう》から見える景色。

⑦ 運河に□《そ》って店が並ぶ。

⑧ 人生最大の□《き》□《き》だ。

⑨ 難しい□《し》□《かく》に挑戦する。

⑩ 何か□《かく》し事をしている。

脳チャレ！

「月極」は、何と読むでしょう？

14ページの答え ①おやゆず ②むてっぽう ③損 ④腰 ⑤むやみ ⑥冗談 ⑦いば

漢字パズル

006日目

パズルに挑戦

学習日　月　日

目標 2分30秒

かかった時間　分　秒

正答数　/6

四つの熟語ができるように、中央の□に漢字を入れましょう。ただし、熟語は矢印の方向に読みます。

①
農↓
粉→□→液
↓品

②
打↓
採→□→段
↓盤

③
室↓
以→□→気
↓外

④
根↓
古→□→性
↓質

⑤
占↓
所→□→無
↓害

⑥
家↓
散→□→布
↓産

先生のアドバイス

□に当てはまる漢字は、複数の読み方をするものが入るときがあります。

15ページの答え
①あいさつ　②ごてん　③さいさき　④うるしぬ　⑤みりょく　⑥贈　⑦蒸発
⑧厳　⑨更　⑩依頼　　脳チャレ！…「あくどい」※「あく」は灰汁（あく）の意味。

記憶

007日目

今日で1週間達成！

学習日　月　日

目標　2分

かかった時間　分　秒

正答数　／10

次の漢字は二通りの読み方があります。その読みがなを書きましょう。

① 風車
② 今日
③ 色紙
④ 牧場
⑤ 生物
⑥ 市場
⑦ 人気
⑧ 年月
⑨ 黄金
⑩ 洞穴

脳チャレ！

「□の甲より年の劫（功）」
□に入る言葉は何？

16ページの答え
①こんだて　②やくしん　③けいだい　④きた　⑤ほんやく　⑥車窓
⑦沿　⑧危機　⑨資格　⑩隠　　脳チャレ！…「つきぎめ」

基礎トレ

008日目

二週目に突入！

学習日　月　日

目標 1分

かかった時間　分　秒

正答数　／10

脳チャレ！

「異□同音」の□に入るのは「口」「句」のどっち？

―線は読みがなを、□には漢字を書きましょう。

① 血眼になって探す。（　　）

② 知識を貪欲に求める。（　　）

③ 飽和状態になる。（　　）

④ 劇団の迫真の演技。（　　）

⑤ いつもより奮発する。（　　）

⑥ □《けい》□《やく》の内容を確認する。

⑦ 手荒な□《あつか》い方をする。

⑧ 昭和の□《えい》□《ぞう》が流れる。

⑨ 親戚の家を□《ほう》□《もん》する。

⑩ □《うら》□《にわ》で野菜を育てる。

17ページの答え ①薬　②算　③内　④本　⑤有　⑥財

基礎トレ

009日目

一日三分の習慣

学習日　月　日

目標　1分

かかった時間　分　秒

正答数　／10

――線は読みがなを、□には漢字を書きましょう。

① どん底から奮起する。（　　）

② 彼方に飛んでいく。（　　）

③ 樹皮に虫が集まる。（　　）

④ 考え方に共鳴する。（　　）

⑤ 夕食用の米を炊く。（　　）

⑥ ガスの□□《もとせん》を閉める。

⑦ □□《ぜんあく》の区別をつける。

⑧ 創作□□《いよく》がわく。

⑨ 英文を日本語に□《やく》す。

⑩ 個人の意見を□□《そんちょう》する。

脳チャレ！

「生麦生米生卵」を早口で五回言ってみましょう。

18ページの答え

①かざぐるま・ふうしゃ　②きょう・こんにち　③いろがみ・しきし　④まきば・ぼくじょう　⑤なまもの・せいぶつ　⑥いちば・しじょう　⑦ひとけ・にんき　⑧としつき・ねんげつ　⑨こがね・おうごん　⑩ほらあな・どうけつ　脳チャレ！…「亀」

音読

010日目

音読もいいね

学習日　月　日

目標　2分

かかった時間　分　秒

正答数　／7

次の文章を声に出して読みましょう。また、——線は読みがなを書きましょう。

祇園精舎《ぎおんしょうじゃ》の鐘①の声、諸行無常②の響き③あり。娑羅《さら》双樹《そうじゅ》の花の色、盛者必衰④の理⑤をあらはす。おごれる人も久しからず、ただ春の夜《よ》の夢のごとし。たけき者も遂⑥には滅《ほろ》びぬ、ひとへに風の前の塵⑦に同じ。

（『平家物語』）

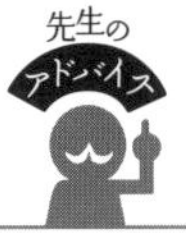

有名な冒頭です。暗記していた方もいるのでは？　思い出すことは、脳によい刺激を与えます。

①（　　）　②（　　）　③（　　）　④（　　）　⑤（　　）　⑥（　　）　⑦（　　）

19ページの答え
①ちまなこ　②どんよく　③ほうわ　④はくしん　⑤ふんぱつ　⑥契約　⑦扱　⑧映像　⑨訪問　⑩裏庭　脳チャレ！…「口」

基礎トレ

011日目

一歩ずつ確実に

学習日　月　日

目標 1分

かかった時間　分　秒

正答数　／10

——線は読みがなを、□には漢字を書きましょう。

① 資格取得を奨励する。

② 乙な味の前菜だ。

③ 弱点が露呈する。

④ 硫黄の匂い。

⑤ 家の庭に垣根を作る。

（　　）（　　）（　　）（　　）（　　）

⑥ □《きっ》□《ぷ》を改札機に通す。

⑦ 山を□《はい》□《けい》に撮影する。

⑧ 法に触れる□《こう》□《い》をする。

⑨ □《たん》□《じゅん》な仕組みだ。

⑩ □《めい》□《わく》を謝する。

脳チャレ!

「問題用紙を学生にハイフする。」は「配布」「配付」のどっち?

20ページの答え　①ふんき　②かなた　③じゅひ　④きょうめい　⑤た　⑥元栓　⑦善悪　⑧意欲　⑨訳　⑩尊重

基礎トレ

012日目

脳に良い食べ物は？

学習日　月　日

目標 30秒

かかった時間　分　秒

正答数　／10

――線は読みがなを、□には漢字を書きましょう。

① 木材の腐敗を防止する。（　　）

② 公定歩合が変動する。（　　）

③ 親子の葛藤を描く。（　　）

④ 粋な計らいだ。（　　）

⑤ 九州の焼酎を飲む。（　　）

⑥ □《しょう》□《こ》が不十分である。

⑦ 洗濯したシャツが□《ちぢ》んだ。

⑧ □《しゃ》□《てき》で景品を得る。

⑨ 電車の□《ざ》□《せき》を空ける。

⑩ □《かん》□《げき》のあまり涙が出る。

脳チャレ！

「案の条」「案の定」正しいのはどっち？

21ページの答え ①かね　②しょぎょうむじょう　③ひび　④じょうしゃひっすい　⑤ことわり　⑥つい　⑦ちり

漢字パズル 013日目

問題をよく見て

学習日　月　日

目標　1分

かかった時間　分　秒

正答数　／6

次の虫食いになっている漢字は何という四字熟語でしょうか。漢字で書きましょう。

①　②　③

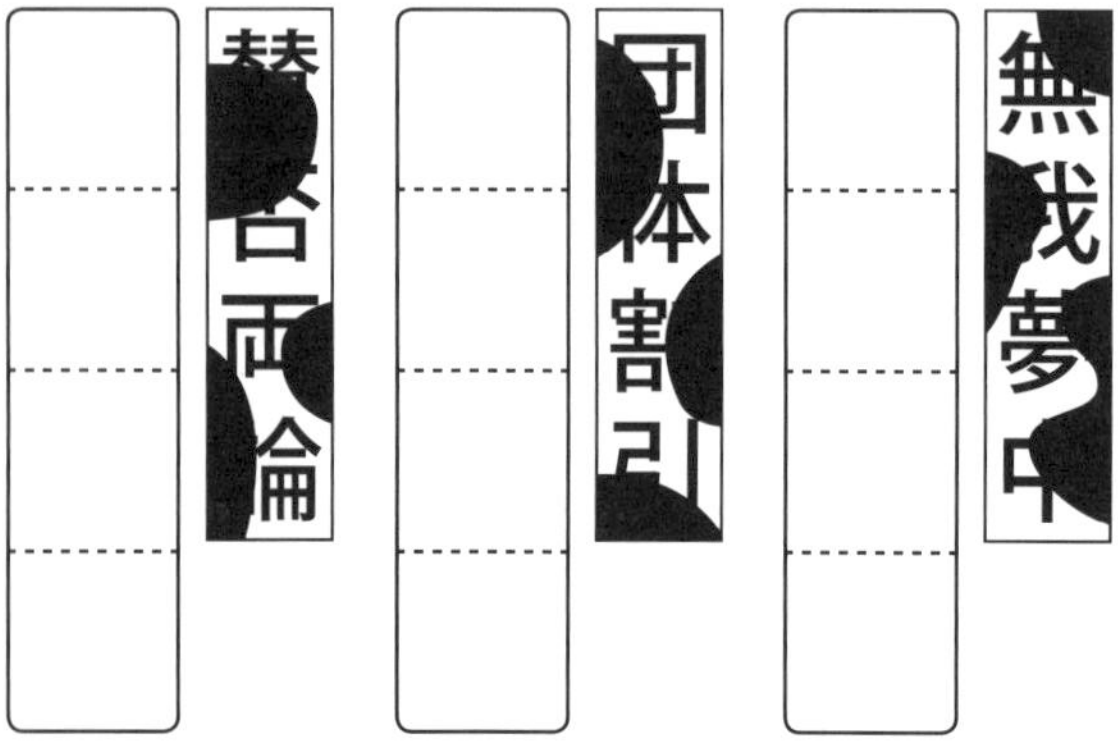

④　⑤　⑥

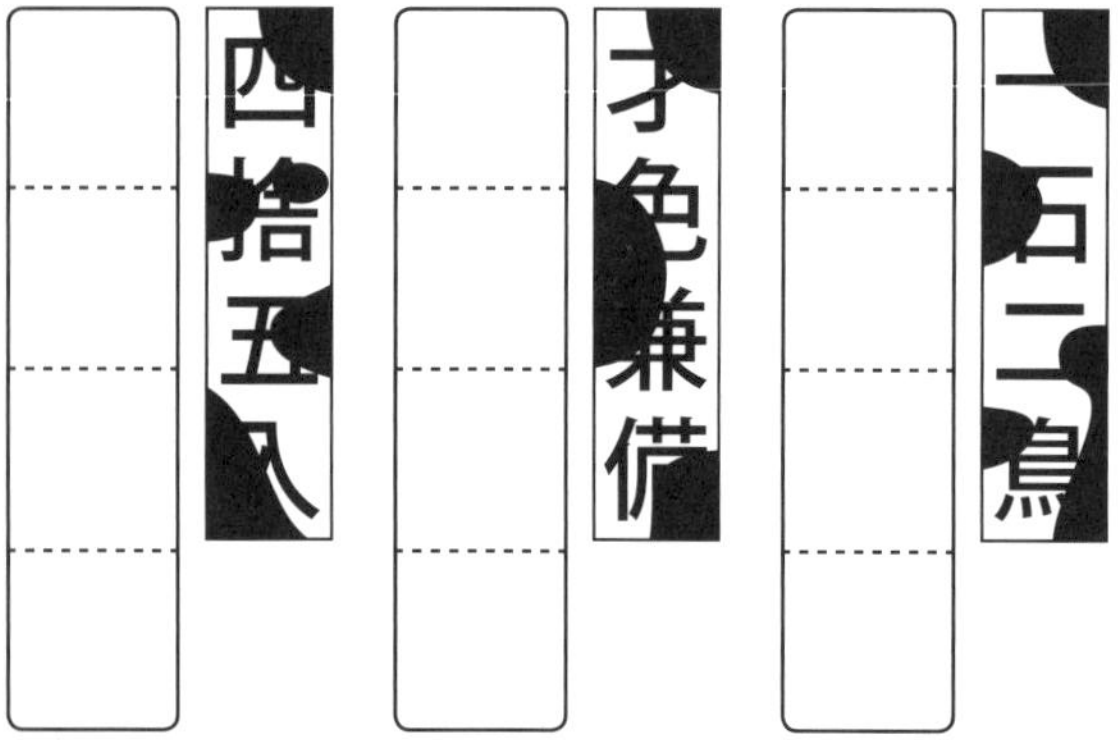

脳チャレ！

「的を□た意見だ。」□に入る言葉は何？

22ページの答え
①しょうれい　②おつ　③ろてい　④いおう　⑤かきね　⑥切符　⑦背景　⑧行為　⑨単純　⑩迷惑　脳チャレ！…「配付」

記憶

014日目

はじめは語群を見ずに

学習日　月　日

目標 1分

かかった時間　分　秒

正答数　/8

次は虫を表す漢字です。それぞれの読み方を後の語群から選んで書きましょう。

① 蛍（　　　）

② 黄金虫（　　　）

③ 蝗（　　　）

④ 水黽（　　　）

⑤ 揚羽蝶（　　　）

⑥ 蟻（　　　）

⑦ 蟬（　　　）

⑧ 蟷螂（　　　）

アメンボ・アリ・セミ・ホタル・イナゴ・コガネムシ・アゲハチョウ・カマキリ

脳チャレ!

「金輪際」は、何と読むでしょう。

23ページの答え

①ふはい　②ぶあい　③かっとう　④いき　⑤しょうちゅう　⑥証拠　⑦縮　⑧射的　⑨座席　⑩感激　脳チャレ!…「案の定」

基礎トレ

015日目

三週目に突入！

学習日　月　日

目標　1分

かかった時間　分　秒

正答数　／10

――線は読みがなを、□には漢字を書きましょう。

① 大瓶に入ったビール。（　　）

② 瑠璃色の大皿を飾る。（　　）

③ 全国に店舗を構える。（　　）

④ 食事は既に済ませた。（　　）

⑤ 試供品を頒布する。（　　）

⑥ □《しゅう》□《かん》□《し》を読む。

⑦ □《よう》□《い》に問題を解決する。

⑧ 副社長に□《しゅう》□《にん》した。

⑨ 一年中□《おん》□《だん》な気候だ。

⑩ 世界□《い》□《さん》に登録される。

脳チャレ！

「雨垂れ□を穿つ」□に入る言葉は何？

24ページの答え
①無我夢中　②団体割引　③賛否両論　④一石二鳥　⑤才色兼備
⑥四捨五入　脳チャレ！…「射」

基礎トレ

016日目

集中力がついてきた！

学習日　月　日

目標　1分

かかった時間　分　秒

正答数　／10

——線は読みがなを、□には漢字を書きましょう。

① 発言を撤回する。（　　）

② 悪徳業者の餌食になる。（　　）

③ 体裁を整える。（　　）

④ 山の麓に小屋が見える。（　　）

⑤ 知人から勧誘される。（　　）

⑥ 友人の財布を□《あず》かる。

⑦ □□《あずき》を使った和菓子。

⑧ □《なや》み事は増えるばかりだ。

⑨ □《きん》□《べん》な性格だ。

⑩ □《ゆう》□《ふく》な家庭に生まれる。

脳チャレ！

「曲者」は、何と読むでしょう？

25ページの答え
①ホタル　②コガネムシ　③イナゴ　④アメンボ　⑤アゲハチョウ　⑥アリ　⑦セミ　⑧カマキリ　脳チャレ！…「こんりんざい」

音読

017日目

柔軟な思考も身につくよ

学習日　月　日

目標 2分

かかった時間　分　秒

正答数　/7

次の文章を声に出して読みましょう。——線は読みがなを、カタカナは漢字を書きましょう。

①老婆も何かしら、私に②アンシンしていたところがあったのだろう、ぼんやりひとこと、

「おや、月見草。」

そう言って、③ホソい指でもって、④路傍の一箇所をゆびさした。さっと、バスは⑤スぎてゆき、私の目には、いま、ちらとひとめ見た黄金色の月見草の花ひとつ、花弁もあざやかに消えず残った。

三七七八米《メートル》の富士の山と、⑥リッパに⑦相対峙し、みじんもゆるがず、なんと言うのか、金剛力草《こんごうりきそう》とでも言いたいくらい、けなげにすっくと立っていたあの月見草は、よかった。富士には、月見草がよく似合う。

（太宰治《だざいおさむ》『富嶽百景《ふがくひゃっけい》』）

①（　　）　②□□　③□い　④（　　）　⑤□ぎて　⑥□□　⑦（　　）

26ページの答え　①おおびん　②るり　③てんぽ　④すで　⑤はんぷ　⑥週刊誌　⑦容易　⑧就任　⑨温暖　⑩遺産　脳チャレ！…「石」

基礎トレ

018日目

声に出してみよう

学習日　月　日

目標　1分

かかった時間　分　秒

正答数　／10

―線は読みがなを、□には漢字を書きましょう。

①名演技に陶酔する。（　　）

②就職の便宜を図る。（　　）

③真紅の薔薇が咲く。（　　）

④慣習が次第に廃れる。（　　）

⑤西国の古刹を行脚する。（　　）

⑥□□《すいちょく》に線を引く。

⑦こざっぱりとした□□《ふくそう》だ。

⑧経済の□□《はってん》が顕著だ。

⑨ロックを□□《かいじょ》する。

⑩心の□《せま》い事を言わないで。

脳チャレ！

「このざるは目がアライ。」は「荒い」「粗い」のどっち？

27ページの➡答え　①てっかい　②えじき　③ていさい　④ふもと　⑤かんゆう　⑥預　⑦小豆　⑧悩　⑨勤勉　⑩裕福　脳チャレ！…「くせもの」

基礎トレ

019日目

脳を耕すかのごとく

学習日　月　日

目標　30秒

かかった時間　分　秒

正答数　／10

――線は読みがなを、□には漢字を書きましょう。

① 食事を部屋に配膳する。（　　）

② 好奇心が旺盛である。（　　）

③ ピサの斜塔の写真。（　　）

④ 文書に表を挿入する。（　　）

⑤ 野性的な風貌の男。（　　）

⑥ □《ひ》□《なん》場所を確認する。

⑦ 調理師□《めん》□《きょ》を取得する。

⑧ 毎月□《こう》□《どく》している雑誌。

⑨ □《こう》□《しゅう》電話を利用する。

⑩ 地元に店を□《かま》える。

脳チャレ！

「異和感」「違和感」正しいのはどっち？

28ページの答え　①ろうば　②安心　③細　④ろぼう　⑤過　⑥立派　⑦あいたいじ

漢字パズル 020日目

じっくり考えよう

学習日　月　日

目標 2分30秒

かかった時間　分　秒

同音異義語の二字熟語を、ペア（二組）ずつ探して〇で囲みましょう。囲まれなかった漢字でできる三字熟語は何でしょう。

高	齢	回	転	現
増	加	比	較	象
演	減	少	性	格
怪	迷	彩	会	恒
談	正	確	造	例
開	階	段	花	明
店	講	皮	革	細

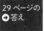

「過程」「課程」はどちらも「カテイ」と読みますが、正しく使い分けられますか？「過程」は、物事が進んでいくときの段階、「課程」は、学校などのカリキュラム（学習の内容や順序）のこと。「成長過程」「修士課程」などと熟語で覚えておくと、迷ったときに、思い出しやすくなります。

囲まれなかった漢字でできる三字熟語

29ページの答え
①とうすい　②べんぎ　③しんく　④すた　⑤あんぎゃ　⑥垂直　⑦服装　⑧発展　⑨解除　⑩狭　脳チャレ！…「粗い」

発想

021日目

学習日　月　日

粛々と進める

目標 1分

かかった時間　分　秒

正答数　/8

日常でよく使われるカタカナ語を、日本語に直すとどんな言葉になるでしょうか。後の語群から選んで漢字で書きましょう。

① クオリティーが重要だ。（　　）

② オールマイティー。（　　）

③ メンタル面が強い。（　　）

④ モチベーションが高まる。（　　）

⑤ トレンドに詳しい。（　　）

⑥ セキュリティー強化。（　　）

⑦ 情報をシェアする。（　　）

⑧ スペックの高い物。（　　）

ばんのう・せいのう・きょうゆう・しつ・せいしんてき・いよく・りゅうこう・あんぜん

脳チャレ！

「建立」は、何と読むでしょう？

30ページの答え
①はいぜん　②おうせい　③しゃとう　④そうにゅう　⑤ふうぼう　⑥避難　⑦免許　⑧購読　⑨公衆　⑩構　脳チャレ！…「違和感」

家族・友人にもすすめよう

学習日　月　日

目標　1分

かかった時間　分　秒

正答数　／10

——線は読みがなを、□には漢字を書きましょう。

① 過去の栄光に固執する。（　　）

② 事態の悪化を危ぶむ。（　　）

③ 怒りのままに罵る。（　　）

④ 畑に石灰を撒く。（　　）

⑤ あの人とは懇意だ。（　　）

⑥ 議会で減税を□□《けんとう》する。

⑦ 場所を□□《ていきょう》する。

⑧ 新人を□《こころよ》く受け入れる。

⑨ 彼らの仲は□□《しゅうち》の事実だ。

⑩ エネルギーを□□《ほきゅう》する。

脳チャレ！

「合いの手を打つ」「合いの手を入れる」正しいのはどっち？

31ページの答え
講演会（高齢ー恒例　回転ー開店　増加ー造花　比較ー皮革　減少ー現象　性格ー正確　怪談ー階段　迷彩ー明細）

その根気に脱帽！

学習日　月　日

目標 1分

かかった時間　分　秒

正答数　／10

――線は読みがなを、□には漢字を書きましょう。

① 卸売り業者と取引する。（　　）

② 研究に付随する問題点。（　　）

③ 悩ましい選択だ。（　　）

④ 意気揚々と語り出す。（　　）

⑤ 人権擁護を主張する。（　　）

⑥ □□《かんじゃ》の容体が急変する。

⑦ 先がとがった□□《はもの》。

⑧ □□《とうぜん》の結果だ。

⑨ 台風の□□《えいきょう》を受ける。

⑩ 今年の□□《ほうふ》を語る。

脳チャレ！

「自然のキョウイを感じさせる眺めだ。」は「脅威」「驚異」のどっち？

32ページの答え
①質　②万能　③精神的　④意欲　⑤流行　⑥安全　⑦共有　⑧性能
脳チャレ！…「こんりゅう」

音読 024日目

だいぶ慣れてきましたね

学習日　月　日

目標 2分

かかった時間　分　秒

正答数　/7

次の漢詩を声に出して読みましょう。また、――線は読みがなを書きましょう。

春望《しゅんぼう》　杜甫《とほ》

国破れて①山河在《あ》り
城《しろ》春にして草木《そうもく》深し
時に感じては花にも②涙を濺《そそ》ぎ
別れを③恨んでは鳥にも心を④驚かす
烽火《ほうか》三月に⑤連なり
⑥家書万金《ばんきん》に抵《あた》る
⑦白頭掻《か》けば更《さら》に短く
渾《すべ》て簪《しん》に　勝《た》へざらんと欲《ほっ》す

先生のアドバイス
お腹から声を出すように、音読をします。呼吸が深まり、頭の働きがよくなります。

①（　　）
②（　　）
③（　　）んでは
④（　　）かす
⑤（　　）なり
⑥（　　）
⑦（　　）

33ページの答え
①こしつ（こしゅう）　②あや　③ののし　④せっかい　⑤こんい　⑥検討　⑦提供　⑧快　⑨周知　⑩補給　脳チャレ！…「合いの手を入れる」

基礎トレ

025日目

外で解くのもまた一興

学習日　月　日

目標 1分

かかった時間　分　秒

正答数　／10

――線は読みがなを、□には漢字を書きましょう。

① 敵地に密偵を送り込む。（　　）

② 業務に支障を来す。（　　）

③ 今後の展開に乞うご期待。（　　）

④ 大空を飛翔する。（　　）

⑤ 選手の士気を鼓舞する。（　　）

⑥ 有名な□□□《わがし》専門店。

⑦ 気分□□《てんかん》に本を読む。

⑧ 旅先で□□《はいく》を詠む。

⑨ 見聞したことを□□《きじゅつ》する。

⑩ 専門家に□□《こうえつ》を頼む。

脳チャレ！

「引卒」「引率」正しいのはどっち？

34ページの答え
①おろしう　②ふずい　③せんたく　④ようよう　⑤ようご　⑥患者　⑦刃物　⑧当然　⑨影響　⑩抱負　脳チャレ！…「驚異」

基礎トレ

026日目

スピードアップ！

学習日　月　日

目標　30秒

かかった時間　分　秒

正答数　／10

――線は読みがなを、□には漢字を書きましょう。

①国語辞典の監修者。（　　）

②児童に愛唱される歌。（　　）

③戯曲の名作に触れる。（　　）

④伝統を継承する。（　　）

⑤戦時中に焼失した建物。（　　）

⑥□□《じゅうじつ》した商品一覧。

⑦雪景色を□《なが》める。

⑧新規事業が□□《きどう》に乗る。

⑨□□《しょうどう》買いをする。

⑩漁業に□□《じゅうじ》する。

脳チャレ！

「火中の□を拾う」□に入る言葉は何？

35ページの答え　①さんが　②なみだ　③うら　④おどろ　⑤つら　⑥かしょ　⑦はくとう

記憶

027日目

ひとつひとつていねいに

学習日　月　日

目標　1分

かかった時間　分　秒

正答数　/9

次は年賀状でよく目にする新年の挨拶文です。——線は読みがなを、□には漢字を書きましょう。

謹（①　）んで新年のお慶（②　）びを申し上げます。

旧年中は公私共にご厚情（③　）を賜（④　）り厚くお礼申し上げます。

本年も何卒（⑤　）よろしくお願い申し上げます。

⑥ □《が》□《しょう》

⑦ □《げい》□《しゅん》

⑧ □《が》□《しゅん》

⑨ □《きょう》□《が》□《しん》□《ねん》

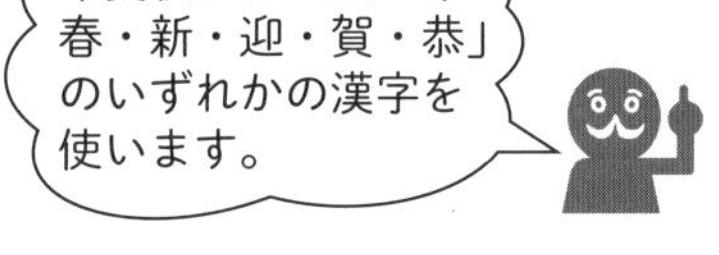
年賀状には「正・年春・新・迎・賀・恭」のいずれかの漢字を使います。

36ページの答え　①みってい　②きた　③こ　④ひしょう　⑤こぶ　⑥和菓子　⑦転換　⑧俳句　⑨記述　⑩校閲　脳チャレ！…「引率」

漢字パズル

028日目

最後まで注意深く

学習日　月　日

目標 2分30秒

かかった時間　分　秒

正答数　/6

四つの熟語ができるように、中央の□に漢字を入れましょう。ただし、熟語は矢印の方向に読みます。

①
家↓
部→□→外
↓根

②
注↓
悪→□→志
↓外

③
題↓
有→□→人
↓前

④
好↓
重→□→構
↓会

⑤
過↓
受→□→仰
↓任

⑥
合↓
切→□→毛
↓衣

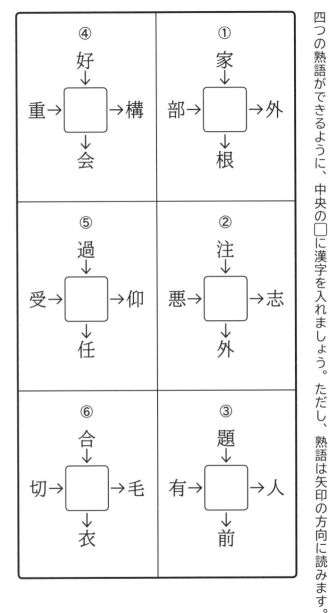

いろいろな熟語を作ることが、脳を活性化させます。

37ページの➔答え　①かんしゅう　②あいしょう　③ぎきょく　④けいしょう　⑤しょうしつ　⑥充実　⑦眺　⑧軌道　⑨衝動　⑩従事　　脳チャレ！…「栗」

基礎トレ

029日目

三分だけ集中！

学習日　月　日

目標 1分

かかった時間　分　秒

正答数　／10

――線は読みがなを、□には漢字を書きましょう。

① 野菜の値が高騰する。

② 子どもが健やかに育つ。

③ しばらく酒を慎む。

④ 来賓客をもてなす。

⑤ 腫瘍を除去する。

（　　）（　　）（　　）（　　）（　　）

⑥ □《やく》□《どし》は男女で異なる。

⑦ 事実が浮き□《ぼ》りになる。

⑧ お年寄りの□《かい》□《じょ》をする。

⑨ のんびりと□《ふ》□《ろ》に入る。

⑩ □《ゆう》□《きゅう》の時を過ごす。

脳チャレ！

「意□表示」の□に入るのは「思」「志」のどっち？

38ページの➡答え ①つつし　②よろこ　③こうじょう　④たまわ　⑤なにとぞ　⑥賀正　⑦迎春　⑧賀春　⑨恭賀新年

基礎トレ

030日目

三〇日達成〜!

学習日　月　日

目標　1分

かかった時間　分　秒

正答数　/10

――線は読みがなを、□には漢字を書きましょう。

① 幹部を更迭する。（　　）

② 上品な陶芸作品だ。（　　）

③ 一心に芸の道を究める。（　　）

④ 養蜂場を訪れる。（　　）

⑤ 仕事が一遍に終わる。（　　）

⑥ 大空に向かって□《つばさ》を広げる。

⑦ 子ども人数に□《ふく》まれる。

⑧ 序盤に□□《ふくせん》を張る。

⑨ 一つの事業に□□《せんねん》する。

⑩ 個性的な作風の□□《がはく》。

脳チャレ!

歩行者用の信号機の上側は「赤色」「緑色」のどっち?

39ページの答え　①屋　②意　③名　④機　⑤信　⑥羽

音読

031日目

口を大きく開けて音読

学習日　月　日

目標　2分

かかった時間　分　秒

正答数　/7

次の文章を声に出して読みましょう。また、——線の読みがなを書きましょう。

ある日の事でございます。御釈迦様《おしゃかさま》は極楽①の蓮池《はすいけ》のふちを、独りでぶらぶら御歩きになっていらっしゃいました。池の中に咲②いている蓮《はす》の花は、みんな玉のようにまっ白で、そのまん中にある金色《きんいろ》の蕊《ずい》からは、何とも云《い》えない好《よ》い匂③いが、絶間《たえま》なくあたりへ溢《あふ》れて居《お》ります。極楽は丁度《ちょうど》朝なのでございましょう。

やがて御釈迦様はその池のふちに御佇《おたたず》みになって、水の面を蔽《おお》っている蓮の葉の間から、ふと下の容子《ようす》を御覧になりました。この極楽の蓮池の下は、丁度地獄④の底に当って居りますから、水晶⑤のような水を透《とお》き徹して、三途《さんず》の河や針の山の景色⑥が、丁度覗《のぞ》き眼鏡⑦を見るように、はっきりと見えるのでございます。

（芥川龍之介《あくたがわりゅうのすけ》『蜘蛛《くも》の糸』）

①（　　）

②（　　）いて

③（　　）い

④（　　）

⑤（　　）

⑥（　　）

⑦（　　）

40ページの➡答え
①こうとう　②すこ　③つつし　④らいひん　⑤しゅよう　⑥厄年　⑦彫
⑧介助　⑨風呂　⑩悠久　　脳チャレ！…「思」

基礎トレ

032日目

毎日のトレーニング

学習日　月　日

目標　1分

かかった時間　分　秒

正答数　/10

――線は読みがなを、□には漢字を書きましょう。

① 世界の名峰の写真集。

② 拙い言葉を綴る。

③ お宅まで伺います。

④ 激務で心身が疲弊する。

⑤ 無作為に選出される。

（　　）（　　）（　　）（　　）（　　）

⑥ □《まぼろし》と言われる魚だ。

⑦ 調査結果を□□《かいせき》する。

⑧ □□《へいぼん》な出来の作品だ。

⑨ 取引条件を□□《こうしょう》する。

⑩ □□《いりょう》の現場で働く。

脳チャレ!

「恩を着せる」「恩に着せる」正しいのはどっち?

41ページの➔答え　①こうてつ　②とうげい　③きわ　④ようほう　⑤いっぺん　⑥翼　⑦含　⑧伏線　⑨専念　⑩画伯　脳チャレ!…「赤色」

基礎トレ

033日目

採点が楽しみ！

学習日　月　日

目標 30秒

かかった時間　分　秒

正答数　／10

――線は読みがなを、□には漢字を書きましょう。

① 摂食異常が見られる。（　　）

② 懸念を話題に上せる。（　　）

③ 亜流作品で魅力がない。（　　）

④ 王妃が愛用した道具。（　　）

⑤ 講和条約を批准する。（　　）

⑥ 非常時の判断に□《すぐ》れている。

⑦ 餅と青菜を軟らかく□《に》る。

⑧ □□《はっぽう》スチロール。

⑨ 免疫□□《さいぼう》が働く。

⑩ □□□《いくじ》なしと罵られる。

脳チャレ！

「社長のケッサイを得る。」は「決済」「決裁」のどっち？

42ページの答え　①ごくらく　②さ　③にお　④じごく　⑤すいしょう　⑥けしき　⑦めがね

記憶 034日目

思い出そう

学習日　月　日

目標 30秒　かかった時間　分　秒

正答数　/7

長寿のお祝いを表す言葉について、年齢の順になるように並べ替えて書きましょう。

←

①	②	③	④	⑤	⑥	⑦
六十一歳（かぞえ年）	七十歳	七十七歳	八十歳	八十八歳	九十歳	九十九歳

古希　傘寿　白寿　米寿　還暦　喜寿　卒寿

記憶 035日目

知っていますか？

学習日　月　日

目標 30秒　かかった時間　分　秒

正答数　/6

孔子『論語』による名称としてあてはまるものを●-●で結びましょう。

① 15歳。勉強をしましょう。 ●

② 30歳。やっと自分で立てる。 ●

③ 40歳。やっと迷いがなくなる。 ●

④ 50歳。自分の天命を知る。 ●

⑤ 60歳。人の言葉を素直に聞けるようになる。 ●

⑥ 70歳。人の道からはずれなくなる。 ●

● 不惑　● 耳順　● 志学　● 従心　● 而立　● 知命

43ページの➔答え　①めいほう　②つたな　③うかが　④ひへい　⑤むさくい　⑥幻　⑦解析　⑧平凡　⑨交渉　⑩医療　脳チャレ！…「恩に着せる」

基礎トレ

036日目

たかが三分、だけど三分

学習日　月　日

目標 1分

かかった時間　分　秒

正答数　／10

――線は読みがなを、□には漢字を書きましょう。

① 将軍家の嫡子。（　　）

② 軽やかな足取り。（　　）

③ 管弦楽器の演奏。（　　）

④ 哀悼の意を示す。（　　）

⑤ 鰯の頭も信心から。（　　）

⑥ □《めい》□《あん》が思い浮かぶ。

⑦ □《おん》□《わ》な性格のお爺さん。

⑧ 細かいズレを□《ちょう》□《せい》する。

⑨ □《そ》□《あく》品を廃棄する。

⑩ 失った□《めい》□《よ》を回復する。

脳チャレ！

「有頂点」「有頂天」正しいのはどっち？

44ページの答え
①せっしょく　②のぼ　③ありゅう　④おうひ　⑤ひじゅん　⑥優　⑦煮
⑧発泡　⑨細胞　⑩意気地　　脳チャレ！…「決裁」

基礎トレ

037日目

脳チャレもしっかり！

学習日　月　日

目標　1分

かかった時間　分　秒

正答数　／10

――線は読みがなを、□には漢字を書きましょう。

① 親戚の縁談が調う。（　）

② 彼は有名な著者だ。（　）

③ 平安時代の装束。（　）

④ 市の外郭団体で働く。（　）

⑤ 嘱託職員を募集する。（　）

⑥ 一報を聞き□□《えがお》になる。

⑦ 言葉□《たく》みに法話をする。

⑧ 推測が証言と□□《がっち》する。

⑨ ぐっと堪えて□□《じょうほ》する。

⑩ 非常食を□□《びちく》する。

脳チャレ！

「味あわせる」「味わわせる」正しいのはどっち？

45ページの➡答え

34日目　①還暦《かんれき》　②古希《こき》　③喜寿《きじゅ》　④傘寿《さんじゅ》　⑤米寿《べいじゅ》　⑥卒寿《そつじゅ》　⑦白寿《はくじゅ》

35日目　①志学《しがく》　②而立《じりつ》　③不惑《ふわく》　④知命《ちめい》　⑤耳順《じじゅん》　⑥従心《じゅうしん》

とことん楽しもう！

学習日　月　日

目標　2分

かかった時間　分　秒

正答数　／7

次の文章を声に出して読みましょう。また、――線は読みがなを書きましょう。

月日は百代《はくたい》の過客①にして、行《ゆ》き交《か》ふ年も又《また》旅人なり。舟の上に生涯②を浮かべ、馬の口とらへて老《お》いを迎ふる者は、日々旅にして旅を栖《すみか》とす。古人も多く旅に死せるあり。予《よ》もいづれの年よりか、片雲《へんうん》の風に誘はれて、漂泊③の思ひやまず、海浜《かいひん》にさすらへて、去年《こぞ》の秋 江上《こうしょう》の破屋《はおく》に蜘蛛《くも》の古巣④を払ひて、やや年も暮れ、春立てる霞⑤の空に、白川《しらかわ》の関《せき》越えんと、そぞろ神《がみ》の物につきて心を狂はせ、道祖神《どうそじん》の招きにあひて、取るもの手につかず。股引《ももひき》の破れをつづり、笠⑥の緒《お》付けかえて、三里に灸⑦据《す》ゆるより、松島《まつしま》の月まづ心にかかりて、住める方は人に譲《ゆず》り、杉風《さんぷう》が別墅《べっしょ》に移るに、

草の戸も住み替はる代《よ》ぞひなの家

表八句《おもてはちく》を庵《あん》の柱に掛《か》けおく。

（『奥の細道』）

①（　　）
②（　　）
③（　　）
④（　　）
⑤（　　）
⑥（　　）
⑦（　　）

46ページの➔答え
①ちゃくし　②かろ　③かんげん　④あいとう　⑤いわし　⑥名案　⑦温和　⑧調整　⑨粗悪　⑩名誉　脳チャレ！…「有頂天」

基礎トレ

039日目

涼しげな顔をして解く

学習日　月　日

目標 1分

かかった時間　分　秒

正答数　／10

——線は読みがなを、□には漢字を書きましょう。

① 失敗して嘲笑される。（　　）

② 工事の仕事を請ける。（　　）

③ 人前で萎縮してしまう。（　　）

④ いざこざを傍観する。（　　）

⑤ 適宜水分を補給する。（　　）

⑥ 実家から遠い家に□《とつ》ぐ。

⑦ □《あきな》いの神様と呼ばれる。

⑧ □《こん》□《きょ》のない話だ。

⑨ □《きん》□《きゅう》の連絡が入る。

⑩ 一斉清掃が□《じっ》□《し》される。

脳チャレ！

「昔のアヤマチを後悔する。」は「過」「誤」「謝」のどれ？

47ページの➡答え　①ととの　②ちょしゃ　③しょうぞく　④がいかく　⑤しょくたく　⑥笑顔　⑦巧　⑧合致　⑨譲歩　⑩備蓄　　脳チャレ！…「味わわせる」

基礎トレ

040日目

今日はフルスピードで！

学習日　月　日

目標　30秒

かかった時間　分　秒

正答数　／10

――線は読みがなを、□には漢字を書きましょう。

① 金額の多寡は問わない。（　　）

② 指を挟まないように。（　　）

③ 拉致事件の解決。（　　）

④ ありがたい援護射撃だ。（　　）

⑤ 鍬を使って畝を立てる。（　　）

⑥ 故郷を□《こい》しく思う。

⑦ 魚が□《あみ》に引っかかる。

⑧ □□《たいねつ》皿に入れて焼く。

⑨ □□《だんぜん》大きな方を選ぶ。

⑩ 車のガラスが□□《とうけつ》する。

脳チャレ！

「温健」「穏健」正しいのはどっち？

48ページの答え ①かかく　②しょうがい　③ひょうはく　④ふるす　⑤かすみ　⑥かさ　⑦きゅう

作文

041日目

努力の証！

学習日　月　日

目標 2分30秒

かかった時間　分　秒

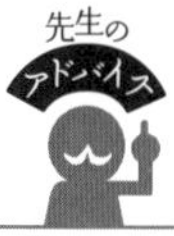

決められた言葉を使って短文を作成します。言葉をつなげようと思考することで、ワーキングメモリが鍛えられます。

次の言葉をすべて使って、短文を作りましょう。

「獅子奮迅の働き」
「新入社員の指導」

ヒント
獅子奮迅……獅子が奮い立って猛進するような、激しい勢いで活動すること。

49ページの➡答え
①ちょうしょう　②う　③いしゅく　④ぼうかん　⑤てきぎ　⑥嫁　⑦商　⑧根拠　⑨緊急　⑩実施　　脳チャレ！…「過」

発想

042日目

余計な力をぬいて

学習日　月　日

目標 1分

かかった時間　分　秒

正答数　/8

スポーツを漢字で表すとどうなるでしょうか。□にあてはまる漢字を語群から選んで書きましょう。

① アイスホッケー　□球

② バレーボール　□球

③ テニス　□球

④ ピンポン（テーブルテニス）　□球

⑤ ベースボール　□球

⑥ ハンドボール　□球

⑦ サッカー　□球

⑧ ゴルフ　□球

送・卓・蹴・野・氷・排・孔・庭

脳チャレ！

「漸次」は、何と読むでしょう？

50ページの➡答え
①たか　②はさ　③らち　④えんご　⑤うね　⑥恋　⑦網　⑧耐熱　⑨断然　⑩凍結　脳チャレ！…「穏健」

基礎トレ

043日目

学習日　月　日

もっとやってみたい？

目標　1分

かかった時間　分　秒

正答数　／10

――線は読みがなを、□には漢字を書きましょう。

① 囚人が脱走する。（　　）

② 物が増えて窮屈だ。（　　）

③ 果実を圧搾する。（　　）

④ 斑点のある猫がいる。（　　）

⑤ 秩序のための法規範。（　　）

⑥ □□《なっとく》するまで説明する。

⑦ 式典まで□《ひか》え室で待つ。

⑧ パソコンで□□《けんさく》する。

⑨ 食器を□□《せんじょう》する。

⑩ 足のしびれに□《た》える。

脳チャレ！

「上手の手から□が漏る」
□に入る言葉は何？

51ページの➡答え
（例）彼は、新入社員の指導や取引先との交渉、チームの人間関係などあらゆることに身を砕き、獅子奮迅の働きで会社を支えている。

基礎トレ

044日目

続けることに意義がある

学習日　月　日

目標 1分

かかった時間　分　秒

正答数　／10

――線は読みがなを、□には漢字を書きましょう。

① 悔悟の涙を流す。（　　）

② 最近の邦楽を聴く。（　　）

③ 緩急つけた投球だ。（　　）

④ 代替品を渡される。（　　）

⑤ 暗闇で誰何される。（　　）

⑥ 合成□《じゅ》□《し》の容器を使う。

⑦ 作業時間を□《たん》□《しゅく》する。

⑧ □《めん》□《みつ》な計画を練る。

⑨ 日々自己□《けい》□《はつ》に努める。

⑩ 工事は□《えん》□《かつ》に進んだ。

脳チャレ！

「御頭付き」「尾頭付き」正しいのはどっち？

52ページの➡答え　①氷　②排　③庭　④卓　⑤野　⑥送　⑦蹴　⑧孔
脳チャレ！…「ぜんじ」

音読 045日目

音読の短距離走だ！

学習日　月　日

目標 2分

かかった時間　分　秒

正答数　／7

次の文章を声に出して読みましょう。また、――線は読みがなを書きましょう。

隴西《ろうさい》の李徴《りちょう》は①博学才穎《さいえい》、天宝の末年、若くして名を虎榜《こぼう》に連ね、ついで江南尉《こうなんい》に補《ほ》せられたが、性、狷介《けんかい》、自《みずか》ら恃《たの》むところ頗《すこぶ》る②厚く、賤《せん》吏《り》に甘んずるを潔《いさぎよ》しとしなかった。いくばくもなく官を③退いた後は、故山《こざん》、虢略《かくりゃく》に帰臥《きが》し、人と交《まじわり》を④絶って、ひたすら詩作に耽《ふけ》った。下吏となって長く膝《ひざ》を⑤俗悪な大官の前に屈するよりは、詩家としての名を死後百年に遺《のこ》そうとしたのである。しかし、文名は⑥容易に揚《あが》らず、生活は日を逐《お》うて苦しくなる。李徴は漸《ようや》く焦躁《しょうそう》に駆《か》られて来た。この頃からその容貌《ようぼう》も峭刻《しょうこく》となり、肉落ち骨秀《ひい》で、⑦眼光のみ徒《いたず》らに炯々《けいけい》として、曾《かっ》て進士に登第《とうだい》した頃の豊頰《ほうきょう》の美少年の俤《おもかげ》は、何処《どこ》に求めようもない。

（中島敦《なかじまあつし》『山月記』）

①（　　）

②（　　）く

③（　　）いた

④（　　）って

⑤（　　）

⑥（　　）

⑦（　　）

53ページの➡答え　①しゅうじん　②きゅうくつ　③あっさく　④はんてん　⑤きはん　⑥納得　⑦控　⑧検索　⑨洗浄　⑩耐　脳チャレ！…「水」

基礎トレ

046日目

学習日　月　日

深呼吸してスタート！

目標　1分

かかった時間　分　秒

正答数　／10

——線は読みがなを、□には漢字を書きましょう。

① 勧善懲悪のストーリー。（　　　）

② ほつれた裾を繕う。（　　　）

③ 酒席で醜態をさらす。（　　　）

④ 意見が一蹴される。（　　　）

⑤ 雪山から生還する。（　　　）

⑥ 古い橋が□□《ほうらく》した。

⑦ 横断歩道を□《わた》る。

⑧ 人の□□《てがら》を横取りする。

⑨ □□《そぼく》だが魅力がある。

⑩ □《くわ》しい話は後で聞こう。

脳チャレ！

「ムジョウにも雨が降ってきた。」は「無常」「無情」のどっち？

54ページの➡答え　①かいご　②ほうがく　③かんきゅう　④だいたい　⑤すいか　⑥樹脂　⑦短縮　⑧綿密　⑨啓発　⑩円滑　脳チャレ！…「尾頭付き」

基礎トレ

047日目

ぐんぐん脳が若返る

学習日　月　日

目標 30秒

かかった時間　分　秒

正答数　／10

脳チャレ！

「快心の笑み」「会心の笑み」正しいのはどっち？

――線は読みがなを、□には漢字を書きましょう。

① 公園に石碑が建つ。（　　）

② 贈り物に一筆添える。（　　）

③ 事業が頓挫したようだ。（　　）

④ 脳梗塞の予防。（　　）

⑤ 潤沢な資金を用意する。（　　）

⑥ □《とうげ》の茶屋で休憩する。

⑦ 大気□□《おせん》の防止対策。

⑧ 正気の□□《さた》と思えない。

⑨ □□《ねんちゃく》テープで固定する。

⑩ □□《もうまく》炎を病む。

55ページの答え　①はくがく　②あつ　③しりぞ　④た　⑤ぞくあく　⑥ようい　⑦がんこう

漢字パズル

048日目

終わったらごほうび！

学習日　月　日

目標　1分

かかった時間　分　秒

正答数　/6

次の虫食いになっている漢字は何という四字熟語でしょうか。漢字で書きましょう。

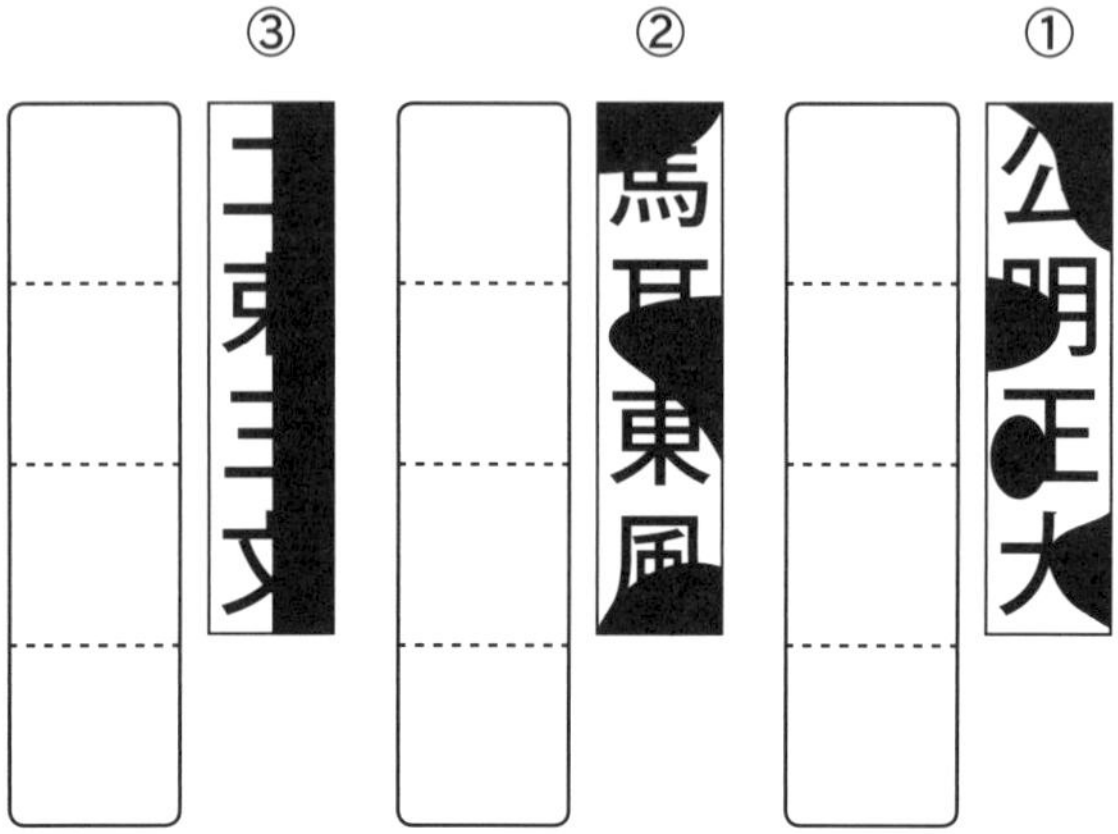

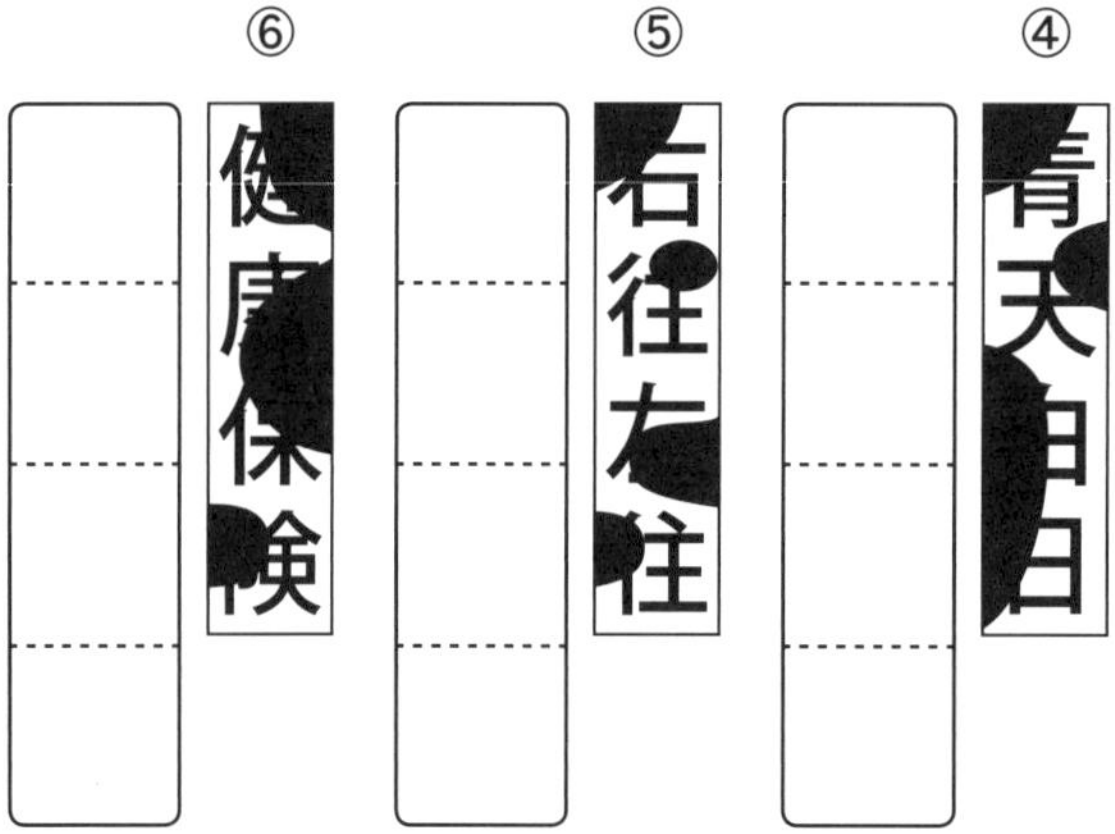

56ページの答え

①ちょうあく　②つくろ　③しゅうたい　④いっしゅう　⑤せいかん　⑥崩落　⑦渡　⑧手柄　⑨素朴　⑩詳　脳チャレ！…「無情」

発想

049日目

今日はこれでばっちり！

学習日　月　日

目標　2分

かかった時間　分　秒

正答数　／5

次の絵で連想される漢字一字を、それぞれ二つ以上書きましょう。

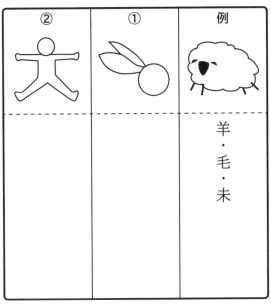

例

羊・毛・未

①

②

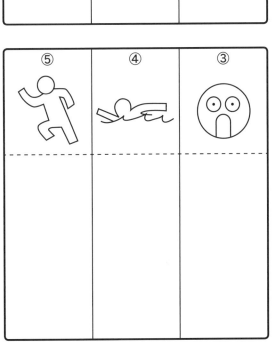

③

④

⑤

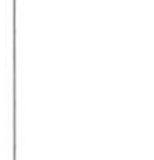

57ページの➡答え　①せきひ　②そ　③とんざ　④こうそく　⑤じゅんたく　⑥峠　⑦汚染　⑧沙汰　⑨粘着　⑩網膜　脳チャレ！…「会心の笑み」

基礎トレ

050日目

今日で五〇日達成！

学習日　月　日

目標　1分

かかった時間　分　秒

正答数　／10

――線は読みがなを、□には漢字を書きましょう。

① 栄誉ある賞をもらった。（　　）

② 機嫌を損ねる。（　　）

③ 自由が抑圧される。（　　）

④ 重機で運搬する。（　　）

⑤ 野蛮な行いだ。（　　）

⑥ 部隊に□□《しかく》が紛れ込む。

⑦ 自宅と職場を□□《おうふく》する。

⑧ 小売店で□□《はんばい》する。

⑨ □□《ちゅうしょう》画を鑑賞する。

⑩ 昼食後はいつも□《ねむ》くなる。

脳チャレ！

「愛想を振りまく」「愛嬌を振りまく」正しいのはどっち？

58ページの答え
①公明正大　②馬耳東風　③二束三文　④青天白日　⑤右往左往
⑥健康保険

基礎トレ

051日目

鉛筆さえあれば

学習日　月　日

目標　1分

かかった時間　分　秒

正答数　／10

――線は読みがなを、□には漢字を書きましょう。

① 最高傑作が出来上がる。（　　）

② 子供でも侮れない。（　　）

③ 道具を駆使する。（　　）

④ 大臣を罷免する。（　　）

⑤ 儒学の歴史を学ぶ。（　　）

⑥ 洗濯物を□□《かんそう》させる。

⑦ □□《おくば》を念入りに磨く。

⑧ □《つる》が一斉に飛び立つ。

⑨ □《よ》っ払ってふらふら歩く。

⑩ □□《かいそう》サラダを食べる。

脳チャレ！

「意味□□」の□□に入るのは「慎重」「深長」のどっち？

59ページの答え　例①兎・羽・球　②大・寝・人　③顔・驚・口　④泳・水・溺　⑤走・踊・舞

音読

052日目

日常生活にも役立つ

学習日	月	日
目標	2分	
かかった時間	分	秒
正答数	/7	

次の文章を声に出して読みましょう。また、――線は読みがなを書きましょう。

①拙者親方と申すは、お立ち会いのうちに、御存知《ごぞんじ》のお方もござりましょうが、御《お》江《え》戸《ど》をたって二《に》十《じゅう》里《り》②上方、相州《そうしゅう》小《お》田《だ》原《わら》一色町《いっしきまち》をお過ぎなされて、青物町《あおものちょう》を登りへおいでなさるれば、欄干橋虎屋藤右衛門《らんかんばしとらやとうえもん》、只《ただ》今《いま》は剃髪致《ていはついた》して、円斎《えんさい》と名のりまする。

元朝《がんちょう》より大晦日《おおつごもり》まで、お手に入れまするこの薬は、昔、陳《ちん》の国の唐《とう》人《じん》、外郎《ういろう》という人、③我が朝《ちょう》に来たり、④帝へ参内《さんだい》の折から、この薬を⑤深く籠《こ》め置き、用《もち》ゆる時は一粒《いちりゅう》ずつ、⑥冠のすき間より取り出《いだ》す。よってその名を帝より、とうちんこうと賜《たまわ》る。⑦即ち文字《もんじ》には、「透《す》き頂《いただ》く香《におい》」と書いて「とうちんこう」と申す。

（『外郎売《ういろううり》』）

① （　　）
② （　　）
③ （が　）
④ （　　）
⑤ （く　）
⑥ （　　）
⑦ （ち　）

60ページの答え　①えいよ　②そこ　③よくあつ　④うんぱん　⑤やばん　⑥刺客　⑦往復　⑧販売　⑨抽象　⑩眠　脳チャレ！…「愛嬌を振りまく」

基礎トレ

053日目

できるだけ朝に

学習日　月　日

目標 1分

かかった時間　分　秒

正答数　／10

――線は読みがなを、□には漢字を書きましょう。

① 厳しい師匠だ。（　　）

② 匠が鍛えた業物だ。（　　）

③ 辺りを厳重に警戒する。（　　）

④ 法律を遵守する。（　　）

⑤ 部屋に加湿器を置く。（　　）

⑥ □《ぜ》□《ひ》、お越し下さい。

⑦ □《せ》□《ぼね》を伸ばす体操。

⑧ 社運を□《か》けた大事業。

⑨ 部屋ごとに□《てん》□《こ》をとる。

⑩ □《ぞん》□《ぶん》に楽しめる施設。

脳チャレ！

「青巻紙赤巻紙黄巻紙」を早口で五回、言ってみましょう。

61ページの答え　①けっさく　②あなど　③くし　④ひめん　⑤じゅがく　⑥乾燥　⑦奥歯　⑧鶴　⑨酔　⑩海藻　脳チャレ！…「深長」

基礎トレ

054日目

間違えたっていいじゃない

学習日　月　日

目標　30秒

かかった時間　分　秒

正答数　/10

――線は読みがなを、□には漢字を書きましょう。

①鬱蒼とした森の中。（　　）

②水稲の作付面積。（　　）

③示唆に富む発言。（　　）

④排尿のメカニズム。（　　）

⑤羞恥心を持つ。（　　）

⑥貧困は□□《りんり》的な問題だ。

⑦□□□《ゆうらんせん》に乗る。

⑧□□《ふりょく》の値を求める。

⑨本が□□《さんらん》している。

⑩作業場は火気□□《げんきん》だ。

脳チャレ！

「未曽有」は、何と読むでしょう？

62ページの➡答え　①せっしゃ　②かみがた　③わ　④みかど　⑤ふか　⑥かんむり　⑦すなわ

記憶

055日目

集中を切らさない！

学習日　月　日

目標　1分

かかった時間　分　秒

正答数　/8

次は海の生き物を表す漢字です。それぞれの読み方を後の語群から選んで書きましょう。

①昆布（　　）

②若布（　　）

③烏賊（　　）

④海星（　　）

⑤海月（　　）

⑥蛤（　　）

⑦海牛（　　）

⑧蛸（　　）

くらげ・はまぐり・わかめ・たこ・こんぶ・いか・ひとで・うみうし

脳チャレ！

「壊死」は、何と読むでしょう？

63ページの答え
①ししょう　②わざもの　③けいかい　④じゅんしゅ　⑤かしつき
⑥是非　⑦背骨　⑧賭　⑨点呼　⑩存分

漢字パズル

056日目

学習日　月　日

音楽を聴きながら♪

目標 2分30秒

かかった時間　分　秒

正答数　/6

四つの熟語ができるように、中央の□に漢字を入れましょう。ただし、熟語は矢印の方向に読みます。

①
竹↓
森→□→道
↓橋

②
青↓
夏→□→白
↓室

③
後↓
出→□→界
↓論

④
軍↓
劇→□→地
↓結

⑤
負↓
加→□→任
↓当

⑥
寛↓
許→□→姿
↓器

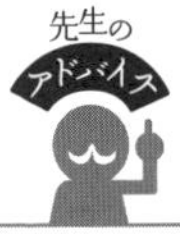

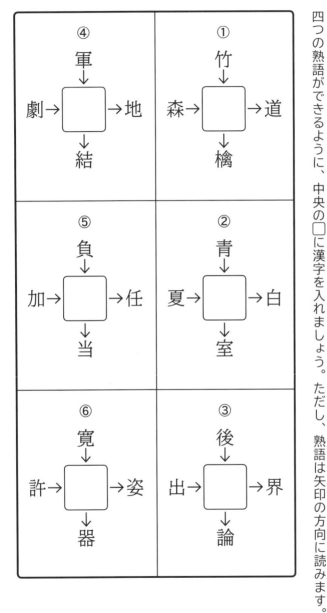

思いつく熟語を書き出してみましょう。考えることが脳をはたらかせます。

64ページの➡答え ①うっそう　②すいとう　③しさ　④はいにょう　⑤しゅうち　⑥倫理　⑦遊覧船　⑧浮力　⑨散乱　⑩厳禁　脳チャレ！…「みぞう」

基礎トレ

057日目

もうずいぶん進みました

学習日　　月　　日

目標　1分

かかった時間　　分　　秒

正答数　　／10

――線は読みがなを、□には漢字を書きましょう。

① 山に籠もって生活する。（　　）

② 私怨交じりの批判だ。（　　）

③ 山の裾野に建つ小屋。（　　）

④ 煩悩に打ち勝つ。（　　）

⑤ 村里の奥まったところ。（　　）

⑥ □□《げんこう》用紙に執筆する。

⑦ 非礼に□《まゆ》をひそめた。

⑧ □《あわ》い色のハンカチ。

⑨ □□《のうぜい》は国民の義務だ。

⑩ 良い□□□《ふんいき》がする。

脳チャレ！

「台風はキョクチ的な大雨をもたらした。」は「極地」「局地」のどっち？

65ページの➡答え　①こんぶ　②わかめ　③いか　④ひとで　⑤くらげ　⑥はまぐり　⑦うみうし　⑧たこ　脳チャレ！…「えし」

基礎トレ 058日目

任務を確実に遂行！

学習日　月　日

目標 1分

かかった時間　分　秒

正答数　／10

――線は読みがなを、□には漢字を書きましょう。

① 生涯かけて罪を償う。（　　）

② 豊かな語彙の持ち主だ。（　　）

③ 脱税を摘発する。（　　）

④ 人間関係を掌握する。（　　）

⑤ 中袋に弐万円と書く。（　　）

⑥ 最善とは□□《とうてい》思えない。

⑦ □□《しゅくしょう》して印刷する。

⑧ 上司に指示を□《あお》ぐ。

⑨ ペンチで□□《はりがね》を切る。

⑩ 会の□□《そんぞく》が決定する。

脳チャレ！

「価値感」「価値観」正しいのはどっち？

66ページの答え　①林　②空　③世　④団　⑤担　⑥容

音読 059日目

出先で解いてみては？

学習日	月　日
目標	2分
かかった時間	分　秒
正答数	/7

次の文章を声に出して読みましょう。——線は読みがなを、カタカナは漢字を書きましょう。

　しばらく、死んだように①タオれていた老婆が、②死骸の中から、その③ハダカの体を起《おこ》したのは、それから間もなくの事である。老婆はつぶやくような、うめくような声を立てながら、まだ④モえている火の光をたよりに、梯子《はしご》の口まで、這《は》って行った。そうして、そこから、短い⑤白髪を倒《さかさま》にして、門の下を覗《のぞ》きこんだ。外には、ただ、黒洞々《こくとうとう》たる夜があるばかりである。

　下人の⑥行方は、⑦誰も知らない。

（芥川龍之介《あくたがわりゅうのすけ》『羅生門《らしょうもん》』）

先生のアドバイス

人と会話をすることは、脳に刺激を与え、脳の活性化につながります。

① □れて

② （　　）

③ □

④ □えて

⑤ （　　）

⑥ （　　）

⑦ （　　）

67ページの答え　①こ　②しえん　③すその　④ぼんのう　⑤おく　⑥原稿　⑦眉　⑧淡　⑨納税　⑩雰囲気　　脳チャレ！…「局地」

達成表もわすれずに

学習日　月　日

目標　1分

かかった時間　分　秒

正答数　／10

――線は読みがなを、□には漢字を書きましょう。

① 揺るがない決意を抱く。（　　）

② 情緒豊かに描写する。（　　）

③ 不祥事を隠蔽する。（　　）

④ 湖に小舟を浮かべる。（　　）

⑤ 固唾を飲んで見守る。（　　）

⑥ 皆勤を□□《ひょうしょう》する。

⑦ □《どう》まわりのサイズを測定する。

⑧ □□《ばっぽん》的な改革が必要だ。

⑨ □□□《なんいど》の高い問題。

⑩ □□《ちょうぼ》に記録をつける。

脳チャレ!

「立て板に□」□に入る言葉は何?

68ページの答え
①つぐな　②ごい　③てきはつ　④しょうあく　⑤にまんえん　⑥到底
⑦縮小　⑧仰　⑨針金　⑩存続　　脳チャレ!…「価値観」

基礎トレ
061日目

全体の約六分の一が終了！

学習日　月　日

目標 30秒

かかった時間　分　秒

正答数　／10

――線は読みがなを、□には漢字を書きましょう。

① 法曹界のエリートだ。（　　）

② 荒廃した町を撮影する。（　　）

③ 武道の奥義を極める。（　　）

④ 釣果はまあまあだ。（　　）

⑤ 厳寒の頃、霜が下りる。（　　）

⑥ コップの□《ふち》の汚れを取る。

⑦ 相手の思惑が□《す》けて見える。

⑧ ポケットに飴を□《しの》ばせる。

⑨ □《び》□《みょう》な違いを見分ける。

⑩ 今後の動向を□《ちゅう》□《し》する。

脳チャレ！

「山をコエて村にたどり着く。」は「超」「越」のどっち？

69ページの答え
①倒　②しがい　③裸　④燃　⑤しらが（はくはつ）　⑥ゆくえ　⑦だれ

漢字パズル

062日目

チャレンジをいとわない

学習日　月　日

目標 2分30秒

かかった時間　分　秒

同音異義語の二字熟語を、三組ずつ探して◯で囲みましょう。囲まれなかった漢字でできる三字熟語は何でしょう。

家	相	居	登	産
原	生	産	校	科
子	包	参	加	磁
仮	装	陶	工	針
想	心	清	算	地
地	凄	法	曹	酸
震	惨	下	層	化
元	自	信	放	投
始	減	資	送	稿

文字は、一回ずつ使います。また、必ず三組ずつあります。熟語になるのに、該当しないことも…。確実なものから囲っていきましょう。

囲まれなかった漢字でできる三字熟語

70ページの答え
①ゆ　②じょうしょ（じょうちょ）　③いんぺい　④こぶね　⑤かたず
⑥表彰　⑦胴　⑧抜本　⑨難易度　⑩帳簿　　脳チャレ！…「水」

作文

063日目

学習日　月　日

誤字はないかな？

目標 2分30秒

かかった時間　分　秒

次の言葉をすべて使って、短文を作りましょう。

「単刀直入」
「間違っている」
「プリン」

ヒント
単刀直入……直接に要点を突くこと、遠まわしではなく本題に入ること。

先生のアドバイス

何かに集中しているときは、脳では前頭眼野という眼球のコントロールにかかわる脳部位が活性化します。集中するとはしっかり見ることなのです。

71ページの➡答え
①ほうそうかい　②こうはい　③おうぎ　④ちょうか　⑤しも　⑥縁
⑦透　⑧忍　⑨微妙　⑩注視　　脳チャレ！…「越」

基礎トレ

064日目

漢字は好きですか？

学習日　月　日

目標　1分

かかった時間　分　秒

正答数　／10

――線は読みがなを、□には漢字を書きましょう。

① 煩雑な手続きだ。（　　）

② 余分な気泡を抜く。（　　）

③ 痩身をうたった広告。（　　）

④ 貨幣を鋳造する。（　　）

⑤ 前例を踏襲する。（　　）

⑥ □《みみ》□《せん》をして勉強をする。

⑦ □《ゆう》□《が》なひと時を過ごす。

⑧ 愛想が□《つ》きて何も言えない。

⑨ 妖怪□《へん》□《げ》が現れる。

⑩ □《すが》□《た》《み》で全身を映す。

脳チャレ！

「感違い」「勘違い」正しいのはどっち？

72ページの➡答え

居心地（産科―参加―酸化　登校―投稿―陶工　生産―凄惨―清算　家相―仮想―下層　磁針―地震―自信　原子―減資―元始　包装―法曹―放送）

基礎トレ

065日目

まだまだ現役

学習日　月　日

目標　1分

かかった時間　分　秒

正答数　／10

——線は読みがなを、□には漢字を書きましょう。

① 凝り性な人である。（　　）

② てのひらで独楽を回す。（　　）

③ 端正な顔立ちの少年。（　　）

④ 社員は腕章を着ける。（　　）

⑤ 巧妙な手口に舌を巻く。（　　）

⑥ 最後までやり□《と》げよう。

⑦ □《よう》□《ち》園児のお遊戯会。

⑧ □《て》□《ぎわ》よさが大切だ。

⑨ □《くし》カツを食べて晩酌する。

⑩ 待ち伏せて返り□《う》ちにする。

脳チャレ!

「風の噂」「風の便り」正しいのはどっち？

73ページの答え
（例）単刀直入に考えを言い合った結果、このプリンのレシピは砂糖の量が間違っているという結論に至った。

音読

066日目

姉妹本に計算ドリルもあるよ

学習日　月　日

目標　2分

かかった時間　分　秒

正答数　/7

次の詩を声に出して読みましょう。また、——線は読みがなを書きましょう。

仰げば　尊①し　我が師の恩
教《おしえ》の庭にも　はや幾年②
思えば　いと疾《と》し　この年月《としつき》
今こそ　別れめ　いざさらば
互《たがい》に睦③し　日ごろの恩
別るる後《のち》にも　やよ　忘るな
身を立て　名をあげ　やよ　励④めよ
今こそ　別れめ　いざさらば

朝夕　馴⑤れにし　学びの窓
蛍の灯火⑥　積む白雪⑦
忘るる　間《ま》ぞなき　ゆく年月
今こそ　別れめ　いざさらば

（『仰げば尊し』）

①（　　）し　②（　　）　③（　　）し　④（　　）めよ　⑤（　　）れ　⑥（　　）　⑦（　　）

74ページの答え　①はんざつ　②きほう　③そうしん　④ちゅうぞう　⑤とうしゅう　⑥耳栓　⑦優雅　⑧尽　⑨変化　⑩姿見　脳チャレ！…「勘違い」

基礎トレ

067日目

やらなければ終わらない

学習日　月　日

目標 1分

かかった時間　分　秒

正答数　/10

――線は読みがなを、□には漢字を書きましょう。

① 吊り橋が朽ちる。

② 形骸化した対策方針。

③ 血液が凝固する。

④ 鋭い嗅覚を持つ。

⑤ 図書の返却予定日。

⑥ □《ほう》□《しゅう》は百万円だ。

⑦ □《い》□《しゅう》が立ち込める。

⑧ □《ひ》□《ろう》宴に招待される。

⑨ 月々の支払いが□《とどこお》る。

⑩ □《け》□《が》に気をつけて走る。

脳チャレ！

「頻繁」は、何と読むでしょう？

75ページの答え
①こ　②こま　③たんせい　④わんしょう　⑤こうみょう　⑥遂　⑦幼稚　⑧手際　⑨串　⑩討　脳チャレ！…「風の便り」

基礎トレ

068日目

声に出すと脳にいいよ

学習日　月　日

目標　30秒

かかった時間　分　秒

正答数　/10

――線は読みがなを、□には漢字を書きましょう。

① 子供に優しく諭す。（　　）

② 容疑者を尾行する。（　　）

③ 絶滅した動物。（　　）

④ 闘牛を観覧する。（　　）

⑤ 大きな布で覆う。（　　）

⑥ □□《しょみん》の目線で論じる。

⑦ ふとした時に□《ま》が差す。

⑧ 意志を□《つらぬ》き通す。

⑨ 迫力のある□□《こんごう》力士像。

⑩ □□《やまはだ》に雪が残る。

脳チャレ！

「犯人のイリュウ品を押収する。」は「慰留」「遺留」のどっち？

76ページの答え　①とうと　②いくとせ　③むつみ　④はげ　⑤な　⑥ともしび　⑦しらゆき

記憶

069日目

思い出そう

学習日　月　日

目標 30秒　かかった時間　分　秒

正答数　／4

語群から漢字を選んで二字に組み合わせ、スパイス・薬味の漢字を完成させましょう。

①にんにく

②しょうが

③みょうが

④わさび

大・茗・姜・蒜・葵・山・荷・生

記憶

070日目

思い出そう パート2

学習日　月　日

目標 30秒　かかった時間　分　秒

正答数　／4

語群から漢字を選んで二字に組み合わせ、調味料の漢字を完成させましょう。

①しょうゆ

②みりん

③こしょう

④みそ

味・油・醂・味・噌・胡・醤・椒

77ページの答え
①く　②けいがい　③ぎょうこ　④きゅうかく　⑤へんきゃく　⑥報酬
⑦異臭　⑧披露　⑨滞　⑩怪我　　脳チャレ！…「ひんぱん」

基礎トレ
071日目

誰にもできることじゃない

学習日　月　日

目標　1分

かかった時間　分　秒

正答数　／10

——線は読みがなを、□には漢字を書きましょう。

① 醜い争いはやめなさい。

② 焦燥感を覚える。

③ 売店が併設される。

④ 勾配のゆるやかな山道。

⑤ 密封して保存する。

⑥ 大きな□《なべ》でお湯を沸かす。

⑦ □《は》□《ばつ》のリーダーとなる。

⑧ □《じゅう》□《じゅん》な性格だ。

⑨ □《はがね》の意志を持つ。

⑩ □《きゅう》□《す》でお茶を入れる。

脳チャレ!

「緩漫」「緩慢」正しいのはどっち?

78ページの➡答え　①さと　②びこう　③ぜつめつ　④とうぎゅう　⑤おお　⑥庶民　⑦魔　⑧貫　⑨金剛　⑩山肌　脳チャレ!…「遺留」

基礎トレ

072日目

十問じゃたりない？

学習日　月　日

目標　1分

かかった時間　分　秒

正答数　／10

――線は読みがなを、□には漢字を書きましょう。

①水槽の水が濁る。（　）

②陰謀を企てる。（　）

③軽薄な考えで失敗する。（　）

④大きな装置を置く。（　）

⑤土の塊を崩す。（　）

⑥学校に図書を□《き》□《ぞう》する。

⑦畳で□《えい》□《り》な爪を研ぐ。

⑧駅近くのホテルに□《と》まる。

⑨□《さい》□《きん》を顕微鏡で見る。

⑩話の□《む》□《じゅん》に気づく。

脳チャレ！

「豆腐に□」　□に入る言葉は何？

79ページの➡答え
69日目　①大蒜　②生姜　③茗荷　④山葵
70日目　①醤油　②味醂　③胡椒　④味噌

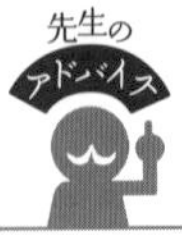

早口言葉は、頭の回転を鍛えることができます。徐々にスピードをあげて挑戦してみましょう。

音読 073日目

書きながら声に出して

学習日　月　日

目標 2分

かかった時間　分　秒

正答数　/7

次の文章を声に出して読みましょう。また、――線は読みがなを書きましょう。

「参謀《さんぼう》本部編纂《へんさん》の地図をまた繰開《くりひら》いて見るでもなかろう、と思ったけれども、余りの道じゃから、手を①触るさえ暑くるしい、旅の法衣《ころも》の②袖をかかげて、表紙を附《つ》けた折本《おりほん》になってるのを引張《ひっぱ》り出した。

飛騨《ひだ》から信州へ越《こ》える深山《みやま》の間道《かんどう》で、ちょうど立休《たちやす》らおうという一本の樹立《こだち》も無い、右も左も山ばかりじゃ、手を③伸ばすと達《とど》きそうな④峰があると、その峰へ峰が乗り、巓《いただき》が被《かぶ》さって、飛ぶ鳥も見えず、雲の形も見えぬ。

道と空との間にただ一人⑤我ばかり、およそ正午《しょうご》と覚しい極熱《ごくねつ》の太陽の色も白いほどに冴《さ》え返った光線を、深々と戴《いただ》いた一重《ひとえ》の檜笠《ひのきがさ》に凌《しの》いで、こう図面を見た。」

旅僧《たびそう》はそういって、握拳《にぎりこぶし》を両方⑥枕に乗せ、それで⑦額を支えながら俯向《うつむ》いた。

（泉鏡花《いずみきょうか》『高野聖《こうやひじり》』）

①（　　）る　②（　　）　③（　　）ばす　④（　　）　⑤（　　）　⑥（　　）　⑦（　　）

80ページの答え　①みにく　②しょうそう　③へいせつ　④こうばい　⑤みっぷう　⑥鍋　⑦派閥　⑧従順　⑨鋼　⑩急須　脳チャレ！…「緩慢」

基礎トレ

074日目

学習日　月　日

グッジョブです

目標　1分

かかった時間　分　秒

正答数　/10

——線は読みがなを、□には漢字を書きましょう。

① 人の成功を妬む。（　　）

② 堕落した生活を送る。（　　）

③ 曇天の日が続く。（　　）

④ 参加を自粛する。（　　）

⑤ 唯一の汚点だ。（　　）

⑥ 予断を許さない□□《じょうきょう》だ。

⑦ 鞄を□《なな》めにかける。

⑧ 雑音で集中力が□《うば》われる。

⑨ 公私共に□□《たぼう》を極める。

⑩ 毎朝、□□《げんかん》を箒《ほうき》で掃く。

脳チャレ！

「過□評価」の□に入るのは「小」「少」のどっち？

81ページの➡答え　①にご　②いんぼう　③けいはく　④そうち　⑤かたまり　⑥寄贈　⑦鋭利　⑧泊　⑨細菌　⑩矛盾　脳チャレ！…「かすがい」

基礎トレ

075日目

今日もドリルで気分爽快

学習日　月　日

目標 30秒

かかった時間　分　秒

正答数　／10

――線は読みがなを、□には漢字を書きましょう。

① 伝説の謎に迫る。

② 大股で草原を歩く。

③ 遅刻したのを詰問する。

④ 自動で制御する機能。

⑤ 斬新な新商品だ。

（　　）（　　）（　　）（　　）（　　）

⑥ 思わぬ人に□《そう》□《ぐう》する。

⑦ □《い》□《だい》な功績を讃える。

⑧ 悪事を□《くわだ》てる。

⑨ □《か》□《げき》な事を考えている。

⑩ 飛行機が□《せん》□《かい》する。

脳チャレ!

横向きの信号機は、左から何色の順で並んでいるでしょうか。

82ページの➡答え　①さわ　②そで　③の　④みね　⑤われ　⑥まくら　⑦ひたい

漢字パズル

076日目

思いつきが大事

学習日　月　日

目標　1分

かかった時間　分　秒

正答数　/5

それぞれのかたまりから漢字を選んで四字熟語を作りましょう。
①～④の余った漢字をつなげてできる四字熟語を書きましょう。

①
大　鏡　水　明　止

②
義　大　分　名　器

③
索　晩　中　模　暗

④
成　公　明　大　正

◆つなげてできる四字熟語

先生のアドバイス

まずは直感で答えを出し、実際に四字熟語が作れるか確かめましょう。

83ページの➡答え
①ねた　②だらく　③どんてん　④じしゅく　⑤おてん　⑥状況　⑦斜
⑧奪　⑨多忙　⑩玄関　　脳チャレ！…「小」

発想

077日目

先は長いがこつこつと

学習日　月　日

目標　1分

かかった時間　分　秒

正答数　/8

日常でよく使われるカタカナ語はどんな漢字になるでしょうか。後の語群から選んで書きましょう。

①パラソル（　　）

②ボタン（　　）

③ラッパ（　　）

④ビール（　　）

⑤ワイン（　　）

⑥キャンディ（　　）

⑦コーヒー（　　）

⑧カクテル（　　）

洋傘・葡萄酒・麦酒・珈琲・喇叭・釦・飴・混合酒

脳チャレ！

「諸刃の剣」は、何と読むでしょう？

84ページの答え
①せま　②おおまた　③きつもん　④せいぎょ　⑤ざんしん　⑥遭遇
⑦偉大　⑧企　⑨過激　⑩旋回　脳チャレ！…青（緑）→黄→赤

基礎トレ

078日目

日頃から漢字を意識しよう

学習日　月　日

目標 1分

かかった時間　分　秒

正答数　／10

——線は読みがなを、□には漢字を書きましょう。

① 床に御座を敷く。（　　）

② 多大な恩恵を受ける。（　　）

③ 逃げるなんて卑怯だ。（　　）

④ 経営が破綻する。（　　）

⑤ 和洋折衷の料理。（　　）

⑥ 消費傾向を□《ぶん》□《せき》する。

⑦ 一芸に□《ひい》でている。

⑧ □《じょう》□《だん》を言って笑わせる。

⑨ テレビ番組を□《しゅう》□《ろく》する。

⑩ 鍋の底が□《こ》げ付く。

脳チャレ!

「この辺りは土地カンがなく迷ってしまった。」は「勘」「観」のどっち?

85ページの➡答え ①明鏡止水　②大義名分　③暗中模索　④公明正大　◆大器晩成

基礎トレ

079日目

ドリルこそ若さの秘訣

学習日　月　日

目標　1分

かかった時間　分　秒

正答数　／10

――線は読みがなを、□には漢字を書きましょう。

① 親の承認を得る。

② 平衡感覚を鍛える。

③ 歯並びを矯正する。

④ 浴槽をたわしで磨く。

⑤ 隙を見て逃げ出す。

⑥ 物価が□□《じょうしょう》する。

⑦ 立体□□□《ちゅうしゃじょう》。

⑧ □□《からくさ》模様の風呂敷包み。

⑨ 背筋の□《こお》る話だ。

⑩ ボールが草に□《う》もれる。

脳チャレ！

「気慨」「気概」正しいのはどっち？

86ページの答え
①洋傘　②釦　③喇叭　④麦酒　⑤葡萄酒　⑥飴　⑦珈琲　⑧混合酒
脳チャレ！…「もろはのつるぎ」

音読

080日目

より若々しい脳をめざして

学習日　月　日

目標　2分

かかった時間　分　秒

正答数　/7

次の詩を声に出して読みましょう。また、――線は読みがなを書きましょう。

雨ニモマケズ
風ニモマケズ
雪ニモ夏ノ暑サニモマケヌ
①丈夫ナカラダヲモチ
慾《よく》ハナク
決シテ②瞋ラズ
イツモシヅカニワラッテヰル
一日ニ③玄米四合ト
④味噌ト少シノ野菜ヲタベ
アラユルコトヲ
ジブンヲカンジョウニ入レズニ
ヨクミキキシワカリ
ソシテワスレズ
野原ノ松ノ林ノ蔭《かげ》ノ
小サナ⑤萱ブキノ小屋ニヰテ

東ニ病気ノコドモアレバ
行ッテ⑥看病シテヤリ
西ニツカレタ母アレバ
行ッテソノ⑦稲ノ束《たば》ヲ負ヒ
南ニ死ニサウナ人アレバ
行ッテコハガラナクテモイヽトイヒ
北ニケンクヮヤソショウガアレバ
ツマラナイカラヤメロトイヒ
ヒデリノトキハナミダヲナガシ
サムサノナツハオロオロアルキ
ミンナニデクノボートヨバレ
ホメラレモセズ
クニモサレズ
サウイフモノニ
ワタシハナリタイ

（宮澤賢治《みやざわけんじ》『雨ニモマケズ』）

①（　　）
②（ラズ）
③（　　）
④（　　）
⑤（　　）
⑥（　　）
⑦（　　）

87ページの答え
①し　②おんけい　③ひきょう　④はたん　⑤せっちゅう　⑥分析　⑦秀
⑧冗談　⑨収録　⑩焦　　脳チャレ！…「勘」

基礎トレ

081日目

脳がわくわく！

学習日　月　日

目標 1分

かかった時間　分　秒

正答数　／10

——線は読みがなを、□には漢字を書きましょう。

① 交番で道を尋ねる。（　　）

② 青春を謳歌する。（　　）

③ 窒素が排出される。（　　）

④ 絵柄がついた一筆箋。（　　）

⑤ 有難く頂戴しておく。（　　）

⑥ 経営の危機を□《かい》□《ひ》する。

⑦ 畑に□《ひ》□《りょう》をまく。

⑧ 知識が□《ちく》□《せき》される。

⑨ 聖山を□《じゅん》□《れい》する。

⑩ 大きな□《きゅう》□《でん》に住む王族。

脳チャレ！

「足をすくわれる」「足元をすくわれる」正しいのはどっち？

88ページの答え

①しょうにん　②へいこう　③きょうせい　④よくそう　⑤すき　⑥上昇　⑦駐車場　⑧唐草　⑨凍　⑩埋　脳チャレ！…「気概」

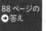

基礎トレ

082日目

直感もさえてくる

学習日　月　日

目標 30秒

かかった時間　分　秒

正答数　／10

——線は読みがなを、□には漢字を書きましょう。

① 足で空き缶を潰す。（　　）

② 書類に記名押印する。（　　）

③ 養鶏場の卵直売所。（　　）

④ 拳銃の所持を禁止する。（　　）

⑤ 適切な措置をとる。（　　）

⑥ □《き》□《びん》な動きで得点する。

⑦ 若い時はよく□《てつ》□《や》した。

⑧ 苦手な物を□《こく》□《ふく》する。

⑨ 相手の要求を□《け》る。

⑩ 荒れた土地を□《かい》□《たく》する。

脳チャレ!

「言質」は、何と読むでしょう?

89ページの答え
①じょうぶ　②いか　③げんまい　④みそ　⑤かや　⑥かんびょう　⑦いね

記憶

083日目

培った漢字力で！

学習日　月　日

目標　1分

かかった時間　分　秒

次は熨斗袋《のしぶくろ》の表書き（慶事）の言葉です。お手本をなぞりましょう。また、お手本を見ながらていねいに書きましょう。

① ことぶき　寿

② かいきいわい　快気祝

③ うちいわい　内祝

④ ごしゅうぎ　御祝儀

⑤ はつほりょう　初穂料

⑥ ぎょけい　御慶

⑦ おんおびりょう　御帯料

⑧ おんはかまりょう　御袴料

90ページの➜答え
①たず　②おうか　③ちっそ　④いっぴつせん　⑤ちょうだい　⑥回避
⑦肥料　⑧蓄積　⑨巡礼　⑩宮殿　脳チャレ！…「足をすくわれる」

漢字パズル

084日目

脳を追い込む！

学習日　月　日

目標 2分30秒

かかった時間　分　秒

正答数　/6

四つの熟語ができるように、中央の□に漢字を入れましょう。ただし、熟語は矢印の方向に読みます。

①
種↓
細→□→玉
↓標

②
文↓
変→□→石
↓粧

③
年↓
時→□→理
↓表

④
幸↓
開→□→命
↓動

⑤
免↓
印→□→金
↓関

⑥
製↓
改→□→花
↓作

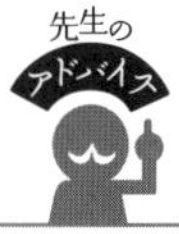

↓の向きに注意して、□に当てはまる熟語を考えましょう。

91ページの➔答え　①つぶ　②おういん　③ようけいじょう　④けんじゅう　⑤そち　⑥機敏　⑦徹夜　⑧克服　⑨蹴　⑩開拓　脳チャレ！…「げんち」

基礎トレ

085日目

継続は力なり

学習日　月　日

目標 1分

かかった時間　分　秒

正答数　/10

——線は読みがなを、□には漢字を書きましょう。

① 子猫が虫を弄ぶ。（　）

② 羨望の眼差しを向ける。（　）

③ 所詮負けは負けなのだ。（　）

④ 事の経緯を説明する。（　）

⑤ 汚職を糾弾する。（　）

⑥ 待たされて□□《たいくつ》だ。

⑦ メールに□□《てんぷ》する。

⑧ □□《きふく》のある山道。

⑨ 携帯電話を□□《じゅうでん》する。

⑩ □□《こうおつ》つけ難い。

脳チャレ！

「基本的人権をホショウする。」は「保障」「保証」「補償」のどれ？

基礎トレ

086日目

三分で脳を活性化！

学習日　月　日

目標　1分

かかった時間　分　秒

正答数　／10

——線は読みがなを、□には漢字を書きましょう。

① 相手を懲らしめる。（　　）

② 作物が霜害で枯れる。（　　）

③ 風鈴を軒先につるす。（　　）

④ 海外に赴任する。（　　）

⑤ 大学入試の模擬試験。（　　）

⑥ 公園に□《りん》□《せつ》している。

⑦ □《いろど》り豊かに盛り付ける。

⑧ 社会□《ほう》□《し》活動を行う。

⑨ □《きょう》□《ふ》を感じて座り込む。

⑩ □《どう》□《せい》同名の人に会う。

脳チャレ！

「偽似」「疑似」正しいのはどっち？

93ページの答え　①目　②化　③代　④運　⑤税　⑥造

音読 087日目

音読の旅はまだ続く

学習日　月　日

目標 2分

かかった時間　分　秒

正答数　／7

次の文章を声に出して読みましょう。――線は読みがなを、カタカナは漢字を書きましょう。

木曾路《きそじ》はすべて山の中である。あるところは岨《そば》づたいに行く崖《がけ》の道であり、あるところは数十間の深さに臨①む木曾川の岸であり、あるところは山の尾をめぐる谷の入り口である。一筋の街道②はこの深い森林地帯をツラヌ③いていた。

東ざかいの桜沢から、西の十曲峠《じっきょくとうげ》まで、木曾十一宿《しゅく》はこの街道に添④うて、二十二里余《あまり》にわたる長い谿谷《けいこく》の間に散在⑤していた。ドウロ⑥の位置も幾たびか改まったもので、古道はいつのまにか深い山間《やまあい》に埋《うず》もれた。名高い桟《かけはし》も、蔦《つた》のかずらを頼みにしたような危《あぶな》い場処ではなくなって、徳川時代の末にはすでにワタ⑦ることのできる橋であった。

（島崎藤村《しまざきとうそん》『夜明け前』）

① （　　）む

② （　　）

③ □いて

④ （　　）うて

⑤ （　　）

⑥ □□

⑦ □る

94ページの➡答え　①もてあそ　②せんぼう　③しょせん　④けいい　⑤きゅうだん　⑥退屈　⑦添付　⑧起伏　⑨充電　⑩甲乙　脳チャレ！…「保障」

基礎トレ 088日目

たいしたものです

学習日　月　日

目標 1分

かかった時間　分　秒

正答数　／10

——線は読みがなを、□には漢字を書きましょう。

①ガーゼを水に浸す。（　　）

②尼僧が修行をする。（　　）

③祖父は寡黙な人だった。（　　）

④亜鉛を多く含有する。（　　）

⑤卒業証書の授与。（　　）

⑥旧友と再会し□《あく》□《しゅ》する。

⑦言葉の□《とら》え方を間違える。

⑧町が□《はん》□《えい》し人が集まる。

⑨優遇制度を□《はい》□《し》する。

⑩矛盾点を□《し》□《てき》する。

脳チャレ！

「掃きだめに□」　□に入る言葉は何？

95ページの➡答え　①こ　②そうがい　③のきさき　④ふにん　⑤もぎ　⑥隣接　⑦彩　⑧奉仕　⑨恐怖　⑩同姓　　脳チャレ！…「疑似」

基礎トレ

089日目

とにかく継続すること

学習日　月　日

目標 30秒

かかった時間　分　秒

正答数　／10

——線は読みがなを、□には漢字を書きましょう。

① 不法行為を唆す。（　　）

② 危惧の念を抱く。（　　）

③ 凄惨な事故現場だ。（　　）

④ 光輝を放つ存在だ。（　　）

⑤ 父親の薫陶を受ける。（　　）

⑥ 惜しみない□□《はくしゅ》をする。

⑦ 航行中、海賊に□《おそ》われる。

⑧ 会員が百人を□□《とっぱ》する。

⑨ 地面に□□《きれつ》が入る。

⑩ □□《げきてき》な変化をもたらす。

脳チャレ！

「代替」は、何と読むでしょう？

96ページの答え　①のぞ　②かいどう　③貫　④そ　⑤さんざい　⑥道路　⑦渡

記憶

090日目

これで約三か月！

学習日　月　日

目標 2分

かかった時間　分　秒

正答数　/12

月の異名の読みがなを（　）に書きましょう。また、何月を表すのか□に書きましょう。

①長月（　　）□月

②卯月（　　）□月

③文月（　　）□月

④水無月（　　）□月

⑤神無月（　　）□月

⑥葉月（　　）□月

⑦睦月（　　）□月

⑧霜月（　　）□月

⑨如月（　　）□月

⑩皐月（　　）□月

⑪師走（　　）□月

⑫弥生（　　）□月

脳チャレ！

「端役」は、何と読むでしょう？

97ページの答え
①ひた　②にそう　③かもく　④がんゆう　⑤じゅよ　⑥握手　⑦捉　⑧繁栄　⑨廃止　⑩指摘　脳チャレ！…「鶴」

作文

091日目

学習日　月　日

もっと速く解けるはず！

目標 2分30秒

かかった時間　分　秒

次の言葉をすべて使って、短文を作りましょう。

「異口同音」
「先祖」
「涙」

ヒント
異口同音……多くの人が同じ言葉や意見を言うこと。

先生のアドバイス

実際にはないような場面でも構いません。作文に挑戦することが、脳トレになるのです。

98ページの➡答え
①そそのか　②きぐ　③せいさん　④こうき　⑤くんとう　⑥拍手　⑦襲
⑧突破　⑨亀裂　⑩劇的　　脳チャレ！…「だいたい」

基礎トレ

092日目

楽しんでやるぞ

学習日　月　日

目標　1分

かかった時間　分　秒

正答数　/10

――線は読みがなを、□には漢字を書きましょう。

①腹が膨れて眠くなる。（　　）

②大企業の傘下に入る。（　　）

③本日の為替相場。（　　）

④猫が怒って威嚇する。（　　）

⑤木陰で一休みする。（　　）

⑥妻は□□□《けんやくか》だ。

⑦□《い》まわしい過去を忘れる。

⑧借金の□□《へんさい》をする。

⑨小型□□《せんぱく》の免許を取る。

⑩野菜を□□《しおづ》けにする。

脳チャレ!

「譲歩案によってキョウコウな態度が軟化した。」は「強硬」「強行」のどっち？

99ページの答え

①ながつき・9　②うづき・4　③ふづき（ふみづき）・7　④みなづき・6
⑤かんなづき・10　⑥はづき（はつき）・8　⑦むつき・1　⑧しもつき・11
⑨きさらぎ・2　⑩さつき・5　⑪しわす・12　⑫やよい・3　脳チャレ!…「はやく」

基礎トレ

093日目

新しい趣味ですね

学習日　月　日

目標 1分

かかった時間　分　秒

正答数　/10

——線は読みがなを、□には漢字を書きましょう。

① 緊張で手が震える。（　）

② 君主に恭順する。（　）

③ 屋根の修繕を行う。（　）

④ 怠惰な生活を見直す。（　）

⑤ 石臼で挽《ひ》いた蕎麦。（　）

⑥ 地球は太陽系の□《わく》□《せい》だ。

⑦ 父の□《しょ》□《さい》にある本。

⑧ 山道にクマが□《しゅつ》□《ぼつ》する。

⑨ □《めずら》しい鉱石が展示される。

⑩ 一歩□《ふ》みこんで考える。

脳チャレ!

「気転」「機転」正しいのはどっち？

100ページの答え

（例）異口同音に「ご先祖様のお恵みじゃ」と有難がって涙を流した。／村人皆が異口同音に私の先祖が悪いと責めてきたときは涙が出た。

音読 094日目

ときにはゆっくり読んで

学習日　月　日

目標 2分

かかった時間　分　秒

正答数　/7

次の文章を声に出して読みましょう。——線は読みがなを、カタカナは漢字を書きましょう。

越後《えちご》の春日《かすが》を①経て今津へ出る道を、②珍しい旅人の一群《ひとむれ》が歩いている。母は三十歳を踰《こ》えたばかりの女で、二人の子供を③ツれている。姉は十四、弟は十二である。それに四十ぐらいの女中が一人ついて、くたびれた同胞《はらから》二人を、「もうじきにお宿にお着きなさいます」と言って④励まして歩かせようとする。二人の中で、姉娘《あねむすめ》は足を引きずるようにして歩いているが、それでも気が勝っていて、⑤ツカれたのを母や弟に知らせまいとして、折り折り思い出したように⑥弾力のある歩きつきをして見せる。近い道を物詣《ものまい》りにでも歩くのなら、ふさわしくも見えそうな一群れであるが、笠《かさ》やら杖《つえ》やらかいがいしい出立《いでた》ちをしているのが、誰の目にも珍しく、また気の⑦ドクに感ぜられるのである。

（森鷗外《もりおうがい》『山椒大夫《さんしょうだゆう》』）

① （　　）て

② （　　）しい

③ □れて

④ （　　）まして

⑤ □れた

⑥ （　　）

⑦ □

101ページの答え　①ふく　②さんか　③かわせ　④いかく　⑤こかげ　⑥倹約家　⑦忌　⑧返済　⑨船舶　⑩塩漬　脳チャレ！…「強硬」

基礎トレ

095日目

一日の計は朝にあり

学習日　月　日

目標 1分

かかった時間　分　秒

正答数　／10

——線は読みがなを、□には漢字を書きましょう。

① 老舗の和菓子屋へ行く。（　　）

② 誓約書に捺印する。（　　）

③ 妖艶な雰囲気を出す。（　　）

④ 顔の輪郭がまるくなる。（　　）

⑤ 卑劣な行為をとがめる。（　　）

⑥ 厚かましい要求を□《きょ》□《ひ》する。

⑦ 新聞に□《とく》□《めい》で投稿する。

⑧ □《い》□《こく》の地で悪戦苦闘。

⑨ □《とく》□《しゅ》な事例が生じる。

⑩ 友人の□《み》□《ま》いに行く。

脳チャレ!

「聞いた風なことを言う」「利いた風なことを言う」正しいのはどっち?

102ページの答え　①ふる　②きょうじゅん　③しゅうぜん　④たいだ　⑤いしうす　⑥惑星　⑦書斎　⑧出没　⑨珍　⑩踏　脳チャレ!…「機転」

基礎トレ

096日目

誰かと競い合うもよし

学習日　月　日

目標　30秒

かかった時間　分　秒

正答数　／10

——線は読みがなを、□には漢字を書きましょう。

① 港湾で荷物を下ろす。（　　）

② 食品として珍重される。（　　）

③ 清濁併せ呑む。（　　）

④ 映画界に鬼才現る。（　　）

⑤ 酷い仕打ちを受ける。（　　）

⑥ 本性を知り□《げん》□《めつ》する。

⑦ 家電にも□《じゅ》□《みょう》がある。

⑧ 意見が□《しょう》□《とつ》する。

⑨ 仕事と遊びで□《いそが》しい。

⑩ 議案が□《ひ》□《けつ》される。

脳チャレ！

「□械体操」の□に入るのは「機」「器」のどっち？

103ページの答え　①へ　②めずら　③連　④はげ　⑤疲　⑥だんりょく　⑦毒

漢字パズル

097日目

同音異義語の二字熟語を、三組ずつ探して〇で囲みましょう。囲まれなかった漢字でできる三字熟語は何でしょう。

芳	性	向	河	口
香	傾	相	火	星
加	向	当	蛍	厚
工	仮	性	光	生
双	奉	公	総	圧
頭	家	政	統	携
更	正	恒	気	行
精	巧	星	下	降
高	方	向	成	功

漢字には意味がある

学習日　月　日

目標 2分30秒

かかった時間　分　秒

文字は、一回ずつ使います。また、必ず三組ずつあります。確実なものから囲っていきましょう。

囲まれなかった漢字でできる三字熟語

104ページの➡答え
①しにせ　②なついん　③ようえん　④りんかく　⑤ひれつ　⑥拒否　⑦匿名　⑧異国　⑨特殊　⑩見舞　脳チャレ！…「利いた風なことを言う」

記憶

098日目

これ何て読むんだっけ？

学習日 月 日

目標 1分

かかった時間 分 秒

正答数 /8

次は魚を表す漢字です。それぞれの読み方を後の語群から選んで書きましょう。

① 鰯（　　　）

② 鯖（　　　）

③ 鮪（　　　）

④ 穴子（　　　）

⑤ 河豚（　　　）

⑥ 鰤（　　　）

⑦ 鰺（　　　）

⑧ 鰈（　　　）

まぐろ・さば・かれい・いわし・ふぐ・あじ・あなご・ぶり

脳チャレ！

「声を荒らげる」は、何と読むでしょう？

105ページの答え
①こうわん　②ちんちょう　③せいだく　④きさい　⑤ひど　⑥幻滅
⑦寿命　⑧衝突　⑨忙　⑩否決　脳チャレ！…「器」

基礎トレ

099日目

ついに九十九日目…

学習日　月　日

目標　1分

かかった時間　分　秒

正答数　/10

――線は読みがなを、□には漢字を書きましょう。

① 権力を誇示する。（　　）

② 薬剤で害虫を撲滅する。（　　）

③ 哀愁が漂う。（　　）

④ 鉛色の空の下。（　　）

⑤ 新たに従業員を雇う。（　　）

⑥ □□《しんぴ》的な光景。

⑦ 鼻の□□《ねんまく》が乾燥する。

⑧ 法律の知識は□□《ひっす》だ。

⑨ 隣の席の客が□《さわ》がしい。

⑩ 要点を□□《かじょう》書きにする。

脳チャレ！

「隣の客はよく柿食う客だ」を早口で五回言ってみましょう。

106ページの答え　高気圧（芳香―方向―奉公　性向―成功―精巧　河口―加工―下降　傾向―蛍光―携行　相当―双頭―総統　火星―仮性―家政　厚生―更正―恒星）

基礎トレ 100日目

―― 線は読みがなを、□には漢字を書きましょう。

① 企画の趣旨を説明する。（　　）

② 中枢機能を果たす。（　　）

③ 修羅場を経験する。（　　）

④ 傷の痕ができる。（　　）

⑤ 病を患い引退する。（　　）

⑥ 大浴場は□□《べつむね》にある。

⑦ 犬のペスはよき□□《あいぼう》だ。

⑧ 記念品を□□《ぞうてい》する。

⑨ 水も□《したた》るいい女。

⑩ 環境□□《はかい》を阻止する。

一〇〇日達成！

学習日　月　日

目標　1分

かかった時間　分　秒

正答数　／10

脳チャレ！

「この薬は風邪によくキく。」は「利」「効」のどっち？

107ページの答え　①いわし　②さば　③まぐろ　④あなご　⑤ふぐ　⑥ぶり　⑦あじ　⑧かれい　脳チャレ！…「こえをあららげる」

正座で解いてみますか

学習日　月　日

目標　2分

かかった時間　分　秒

正答数　/7

次の俳句を声に出して読みましょう。また、——線は読みがなを書きましょう。

牡丹①散りて打ちかさなりぬ二三辺《にさんぺん》　与謝蕪村《よさぶそん》

やれ打つな蠅②が手をすり足をする　小林一茶《こばやしいっさ》

春風や闘志③いだきて丘に立つ　高浜虚子《たかはまきょし》

朝顔に釣瓶④とられてもらひ水　加賀千代女《かがのちよじょ》

いくたびも雪の深さを尋⑤ねけり　正岡子規《まさおかしき》

小春日や石を噛み居る赤蜻蛉⑥　村上鬼城《むらかみきじょう》

赤い椿⑦白い椿と落ちにけり　河東碧梧桐《かわひがしへきごとう》

①（　）　②（　）　③（　）　④（　）　⑤（　ね）　⑥（　）　⑦（　）

先生のアドバイス
睡眠は、健やかな脳を保つのに重要です。十分な睡眠時間を取るようにしましょう。

108ページの答え
①こじ　②ぼくめつ　③あいしゅう　④なまりいろ　⑤やと　⑥神秘　⑦粘膜　⑧必須　⑨騒　⑩箇条

基礎トレ

102日目

少しずつ難しくなっています

学習日　月　日

目標 1分

かかった時間　分　秒

正答数　／10

——線は読みがなを、□には漢字を書きましょう。

① 圧倒的な差をつける。（　　）

② 同窓生との歓談を楽しむ。（　　）

③ アルプスを踏破する。（　　）

④ 難問が介在する。（　　）

⑤ 恭しく礼をする。（　　）

⑥ 母は□□《にゅうわ》な顔つきだ。

⑦ あの二人は□□《けんえん》の仲だ。

⑧ 口にするのも□《けが》らわしい。

⑨ □□《ゆうしょう》を目指す。

⑩ 成功に□□《じんりょく》する。

脳チャレ！

「窮窟」「窮屈」正しいのはどっち？

109ページの➡答え　①しゅし　②ちゅうすう　③しゅらば　④あと　⑤わずら　⑥別棟　⑦相棒　⑧贈呈　⑨滴　⑩破壊　脳チャレ！…「効」

基礎トレ

103日目

成長を実感しながら

学習日　月　日

目標　30秒

かかった時間　分　秒

正答数　／10

——線は読みがなを、□には漢字を書きましょう。

① 若い頃は俊足だった。（　　）

② 歓楽に耽っている。（　　）

③ 屋上からの眺望が良い。（　　）

④ 登山中に滑落する。（　　）

⑤ 居間に絵を飾る。（　　）

⑥ 規制□《かん》□《わ》を推進する。

⑦ □《ご》□《らく》施設を建設する。

⑧ 約束の時間に□《おく》れる。

⑨ 整形外科を□《じゅ》□《しん》する。

⑩ □《だい》□《たん》な行動をとる。

脳チャレ！

「李下に□を正さず」
□に入る言葉は何？

110ページの答え
①ぼたん　②はえ　③とうし　④つるべ　⑤たず　⑥あかとんぼ　⑦つばき

記憶

104日目

ぐっと考えよう

学習日　月　日

目標 30秒　かかった時間　分　秒

正答数　／4

「河」に語群の漢字一字を組み合わせて、生き物の名前を完成させましょう。

①かば

②ふぐ

③かっぱ

④かじか

鹿・馬・童・豚

記憶

105日目

日進月歩

学習日　月　日

目標 30秒　かかった時間　分　秒

正答数　／4

「海」に語群の漢字一字を組み合わせて、生き物の名前を完成させましょう。

①いるか

②くらげ

③ひとで

④えび

老・星・豚・月

111ページの答え
①あっとう　②かんだん　③とうは　④かいざい　⑤うやうや　⑥柔和
⑦犬猿　⑧汚　⑨優勝　⑩尽力　脳チャレ！…「窮屈」

基礎トレ

106日目

全問正解だ！

学習日　月　日

目標　1分

かかった時間　分　秒

正答数　／10

——線は読みがなを、□には漢字を書きましょう。

① 合格と聞いて驚喜する。（　　）

② 権力を掌中に収める。（　　）

③ 容赦ない意見を聞く。（　　）

④ 屈託のない笑顔。（　　）

⑤ ようやく尻尾をつかんだ。（　　）

⑥ □《かい》□《りつ》に従い断食する。

⑦ □《じ》□《ぜん》活動を行っている。

⑧ 五百円□《こう》□《か》で支払う。

⑨ 成分が□《ぶん》□《り》する。

⑩ 厳しい□《きょう》□《ぐう》で育つ。

脳チャレ！

「肉汁」は、何と読むでしょう？

112ページの答え　①しゅんそく　②かんらく　③ちょうぼう　④かつらく　⑤かざ　⑥緩和　⑦娯楽　⑧遅　⑨受診　⑩大胆　脳チャレ！…「冠」

基礎トレ

107日目

毎日いろいろあるけれど…

学習日　月　日

目標　1分

かかった時間　分　秒

正答数　/10

——線は読みがなを、□には漢字を書きましょう。

① 舟が岸壁を離れる。（　　）

② 会長が壇上で話す。（　　）

③ 滅多に見られない動物。（　　）

④ 悪天候でも敢行する。（　　）

⑤ 車の通行を妨げる。（　　）

⑥ □《はな》やかなドレスを着る。

⑦ □□《いっしゅん》のできごと。

⑧ パンを天然□□《こうぼ》で作る。

⑨ 人に責任□□《てんか》する。

⑩ 身内の悪事を□□《ばくろ》する。

脳チャレ！

「不正会計をキュウメイする。」は「究明」「糾明」のどっち？

113ページの➔答え
104日目　①河馬　②河豚　③河童　④河鹿（カジカガエルの別名）
105日目　①海豚　②海月　③海星　④海老

音読

108日目

何歳になってもチャレンジ！

学習日　月　日

目標 2分

かかった時間　分　秒

正答数　／7

次の文章を声に出して読みましょう。——は読みがなを、カタカナは漢字を書きましょう。

吾輩《わがはい》は猫である。名前はまだ無い。

どこで生《うま》れたかとんと見当がつかぬ。何でも①薄暗いじめじめした所でニャーニャー②泣いていた事だけは③キオクしている。吾輩はここで始めて人間というものを見た。しかもあとで聞くとそれは書生という人間中で一番獰悪《どうあく》な④種族であったそうだ。この書生というのは時々我々を⑤ツカまえて⑥ニて食うという話である。しかしその当時は何という考《かんがえ》もなかったから別段恐《おそろ》しいとも思わなかった。ただ彼の掌《てのひら》に⑦載せられてスーと持ち上げられた時何だかフワフワした感じがあったばかりである。掌の上で少し落ちついて書生の顔を見たのがいわゆる人間というものの見始《みはじめ》であろう。

（夏目漱石《なつめそうせき》『吾輩は猫である』）

①（　　　）い　②（　　　）いて　③［　　　］　④（　　　）　⑤［　］まえて　⑥［　］て　⑦（　　　）せ

114ページの答え　①きょうき　②しょうちゅう　③ようしゃ　④くったく　⑤しっぽ　⑥戒律　⑦慈善　⑧硬貨　⑨分離　⑩境遇　脳チャレ！…「にくじゅう」

基礎トレ

109日目

自分に拍手！

学習日　月　日

目標　1分

かかった時間　分　秒

正答数　／10

——線は読みがなを、□には漢字を書きましょう。

① 潔癖症の気がある。（　　）

② 野球の審判をする。（　　）

③ 係員が常駐している。（　　）

④ 縫製のしっかりした服。（　　）

⑤ ボランティアを募る。（　　）

⑥ □《あざ》やかな原色のシャツ。

⑦ □□《じよう》のある食べ物。

⑧ 強い□□□《けんおかん》を示す。

⑨ □《は》じらう気持ちが出てくる。

⑩ □□《へいおん》な生活を過ごす。

脳チャレ！

「亨年」「享年」　正しいのはどっち？

115ページの➔答え　①がんぺき　②だんじょう　③めった　④かんこう　⑤さまた　⑥華　⑦一瞬　⑧酵母　⑨転嫁　⑩暴露　脳チャレ！…「糾明」

基礎トレ

110日目

学習日　月　日

今日は時間を意識して！

目標 30秒

かかった時間　分　秒

正答数　／10

脳チャレ！

「玄人はだし」「素人はだし」正しいのはどっち？

——線は読みがなを、□には漢字を書きましょう。

① 随分な自信家だ。（　）

② 市街地で戦闘する。（　）

③ 衆人の前で侮辱する。（　）

④ 式場から出棺を見送る。（　）

⑤ 事業を拡大して稼ぐ。（　）

⑥ □《ゆる》やかなカーブを曲がる。

⑦ 龍は□□《かくう》の動物だ。

⑧ サッカーの□□《じっきょう》中継。

⑨ □□《ぜんと》を祝して乾杯する。

⑩ 手紙で□□《きんきょう》を知らせる。

116ページの答え　①うすぐら　②な　③記憶　④しゅぞく　⑤捕　⑥煮　⑦の

漢字パズル
111日目

学習日　月　日
ゾロ目だ！　パート1
目標 2分
かかった時間　分　秒
正答数　/2

反対語の関係になる二字熟語をさがして・と・をつなぐと出てくる言葉は何でしょう。

①（出てくる言葉　　　　　　　　）

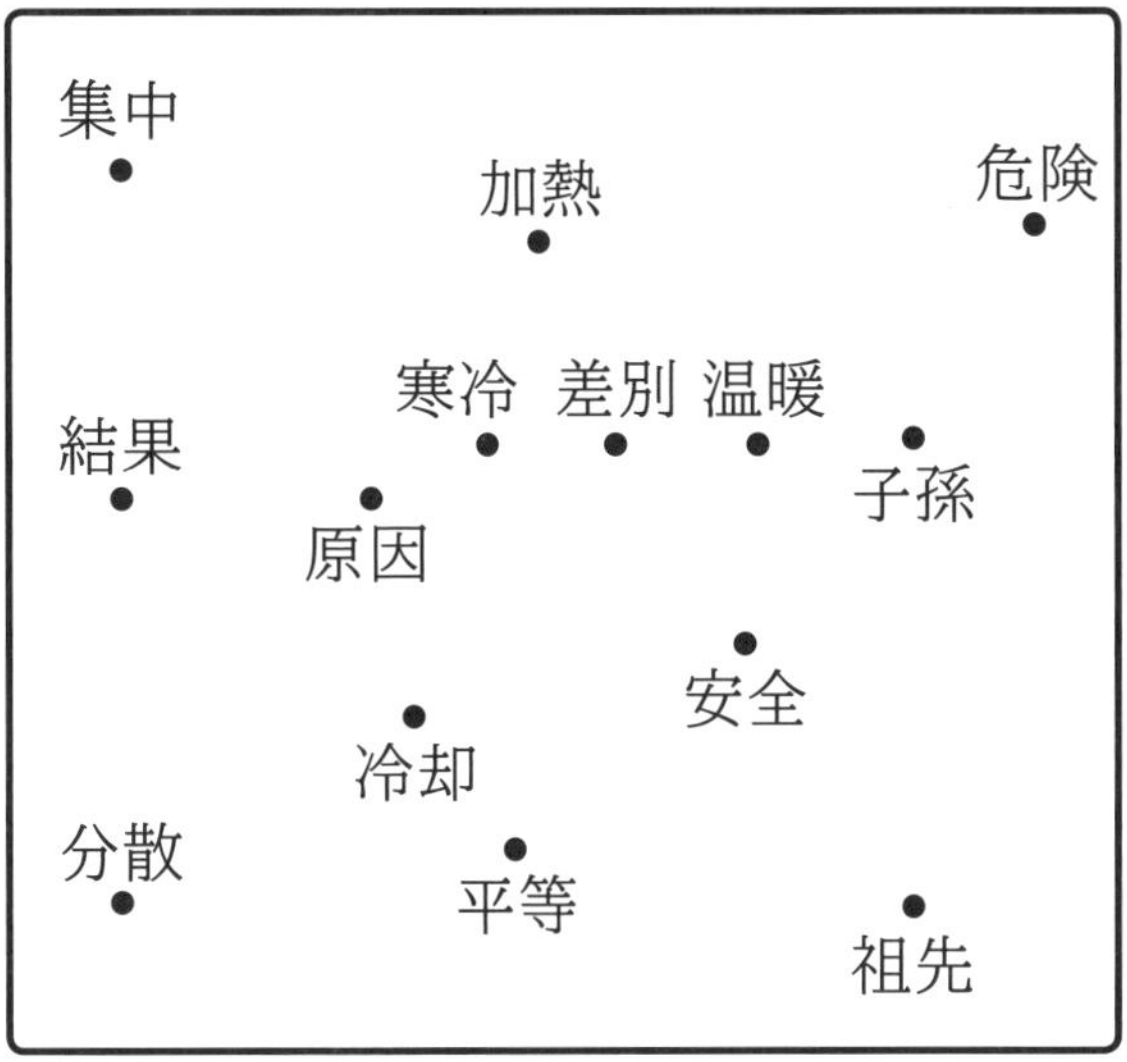

②（出てくる言葉　　　　　　　　）

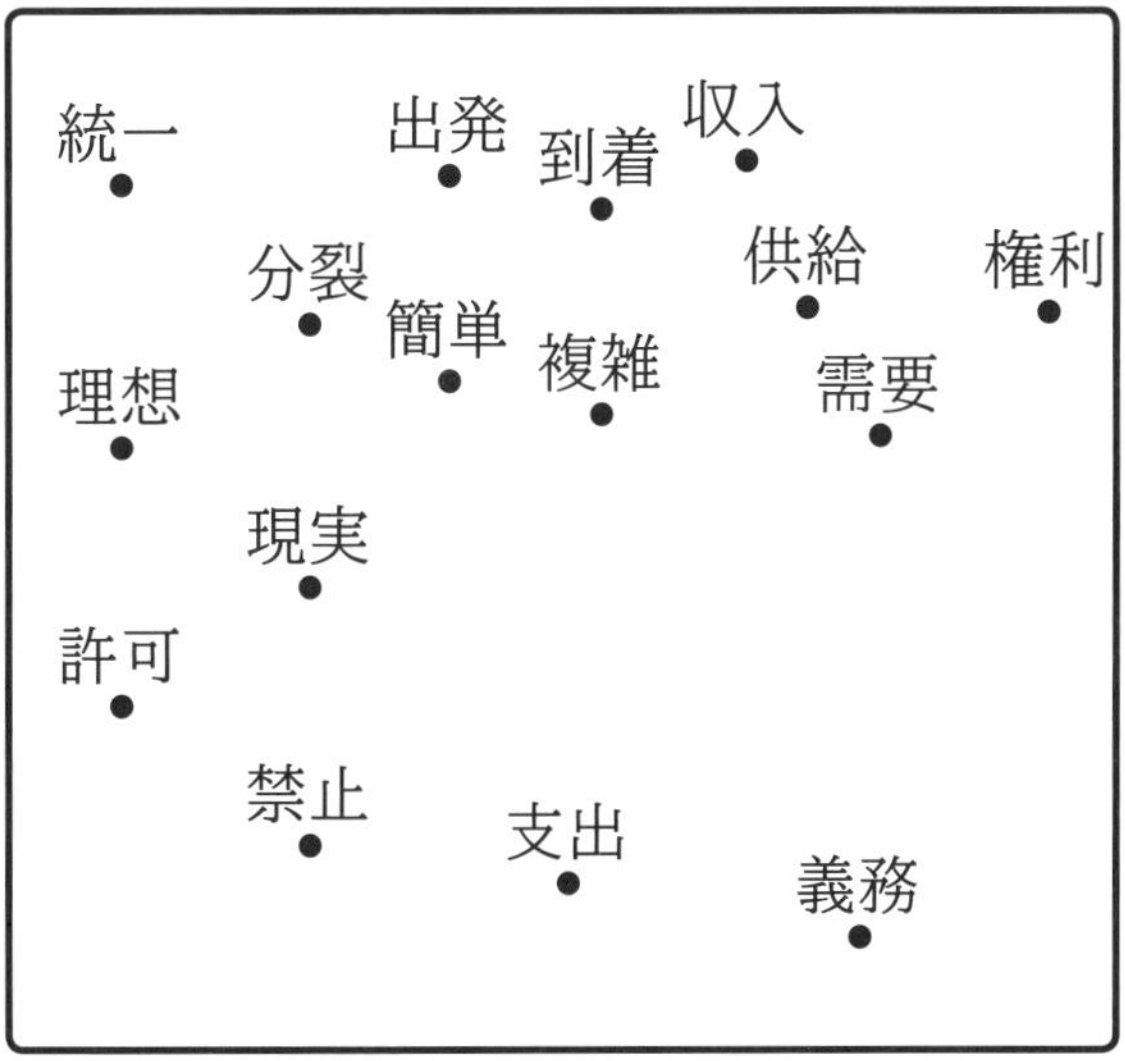

先生のアドバイス

手を動かすことは、脳を活性化させます。日常的に書くことを取り入れたいものです。

117ページの答え
①けっぺきしょう　②しんぱん　③じょうちゅう　④ほうせい　⑤つの
⑥鮮　⑦滋養　⑧嫌悪感　⑨恥　⑩平穏　　脳チャレ！…「享年」

漢字パズル

112日目

学習日　月　日

この問題は好きですか？

目標 2分30秒

かかった時間　分　秒

正答数　/6

四つの熟語ができるように、中央の□に漢字を入れましょう。ただし、熟語は矢印の方向に読みます。

①
夜→□
命→□→学
□→心

②
日→□
観→□→線
□→年

③
日→□
素→□→線
□→筆

④
実→□
所→□→想
□→覚

⑤
発→□
地→□→気
□→源

⑥
南→□
至→□→端
□→悪

たくさんの熟語を思い出すことが、脳のトレーニングになります。

118ページの➡答え

①ずいぶん　②せんとう　③ぶじょく　④しゅっかん　⑤かせ　⑥緩
⑦架空　⑧実況　⑨前途　⑩近況　　脳チャレ！…「玄人はだし」

基礎トレ

113日目

脳を育てる感覚で

学習日　月　日

目標　1分

かかった時間　分　秒

正答数　／10

―線は読みがなを、□には漢字を書きましょう。

① 声に抑揚を付けて話す。（　　）

② 大自然の脅威。（　　）

③ 繁栄の礎を築く。（　　）

④ 蛍光色のペンを使う。（　　）

⑤ 弱って動きが鈍る。（　　）

⑥ □《みち》□《ばた》に本が落ちている。

⑦ イカの□《しお》□《から》を食べる。

⑧ □《て》□《さ》げ鞄を持ち歩く。

⑨ 携帯電話が□《ふ》□《きゅう》する。

⑩ 古代に描かれた□《へき》□《が》。

脳チャレ！

「小中学校の教育カテイを終える。」は「過程」「課程」のどっち？

119ページの答え

①トケイ（集中ー分散　結果ー原因　加熱ー冷却　寒冷ー温暖　差別ー平等　危険ー安全　子孫ー祖先）　②ミシン（統一ー分裂　理想ー現実　許可ー禁止　出発ー到着　簡単ー複雑　収入ー支出　需要ー供給　義務ー権利）

基礎トレ

114日目

柔軟になってきた?

学習日　月　日

目標 1分

かかった時間　分　秒

正答数　/10

——線は読みがなを、□には漢字を書きましょう。

① 錠剤を処方される。（　　）
② 家族に愚痴をこぼす。（　　）
③ 自分は偏屈な人間だ。（　　）
④ 猫が獲物を追いかける。（　　）
⑤ 鑑識の結果が出る。（　　）

---

⑥ 予算を大幅に□□《さくげん》する。
⑦ □□《じしゃく》を使った実験。
⑧ 早く仕上げるよう□《うなが》す。
⑨ □□《じゃねん》を抱く。
⑩ 史実を□□《ちゅうじつ》に再現する。

脳チャレ!

「魚貝」「魚介」正しいのはどっち?

120ページの答え ①中 ②光 ③直 ④感 ⑤熱 ⑥極

音読

115日目

覚えているかな

学習日　月　日

目標　2分

かかった時間　分　秒

正答数　/7

次の文章を声に出して読みましょう。――線は読みがなを、カタカナは漢字を書きましょう。

そのころ、畿内《きない》を分領していた筒井《つつい》、松永《まつなが》、荒木《あらき》、和田《わだ》、別所《べっしょ》など大名小名の手の者で、『鎗中村《やりなかむら》』を知らぬ者は、おそらく一人もなかっただろう。それほど、新兵衛《しんべえ》はその扱《しご》き出す三間柄《さんげんえ》の大身《おおみ》の鎗の鋒先《ほこさき》で、さきがけ殿《しんがり》の①功名を重ねていた。そのうえ、彼の②武者姿は戦場において、水ぎわ立ったはなやかさを③シメしていた。火のような猩々緋《しょうじょうひ》の服折《はおり》を④キて、唐冠纓金《とうかんえいきん》の兜《かぶと》をかぶった彼の姿は、敵味方の間に、輝くばかりのあざやかさをもっていた。

「ああ猩々緋よ唐冠よ」と敵の⑤雑兵は、新兵衛の鎗先を⑥避けた。味方がくずれ立ったとき、⑦激浪の中に立つ巌《いわお》のように敵勢をささえている猩々緋の姿は、どれほど味方にとってたのもしいものであったかわからなかった。

（菊池寛《きくちかん》『形』）

①（　　）　②（　　）　③□して　④□て　⑤（　　）　⑥（　　）けた　⑦（　　）

121ページの答え　①よくよう　②きょうい　③いしずえ　④けいこうしょく　⑤にぶ　⑥道端　⑦塩辛　⑧手提　⑨普及　⑩壁画　脳チャレ！…「課程」

基礎トレ

116日目

効果を実感できている？

学習日　月　日

目標　1分

かかった時間　分　秒

正答数　/10

——線は読みがなを、□には漢字を書きましょう。

① 恣意的に話をする。（　　）

② 奇矯な振る舞いをする。（　　）

③ 外出前に施錠をする。（　　）

④ 雲が山に幾重もかかる。（　　）

⑤ 誉れ高い作品だ。（　　）

⑥ □《ふた》□《ご》を出産する。

⑦ はさみで布を□《さい》□《だん》する。

⑧ 甘味が□《ぎょう》□《しゅく》されている。

⑨ どうも□《びん》□《ぼう》性である。

⑩ トンネルが□《かん》□《つう》する。

脳チャレ！

「待てば□□の日和あり」□□に入る言葉は何？

122ページの➡答え
①じょうざい　②ぐち　③へんくつ　④えもの　⑤かんしき　⑥削減　⑦磁石　⑧促　⑨邪念　⑩忠実　脳チャレ！…「魚介」

基礎トレ

117日目

発想力の基礎づくり

学習日　月　日

目標 30秒

かかった時間　分　秒

正答数　/10

――線は読みがなを、□には漢字を書きましょう。

① 意見を陳述する。（　　　）

② 有名な敏腕経営者。（　　　）

③ 鉄道模型に没頭する。（　　　）

④ 生真面目な性格だ。（　　　）

⑤ 部員の慢心を戒める。（　　　）

⑥ 思わず顔を□《ふ》せる。

⑦ 利益□□《かんげん》セールを行う。

⑧ 世界に通じる□□《いつざい》だ。

⑨ □□《ざっきん》の繁殖を防止する。

⑩ 夜明けを□《あかつき》という。

脳チャレ！

「危機一□」の□に入るのは「発」「髪」のどっち？

123ページの答え ①こうみょう　②むしゃ　③示　④着　⑤ぞうひょう　⑥さ　⑦げきろう

発想

118日目

なるべく時間をかけずに

学習日　月　日

目標　2分

かかった時間　分　秒

正答数　/5

次の絵で連想される漢字一字を、それぞれ二つ以上書きましょう。

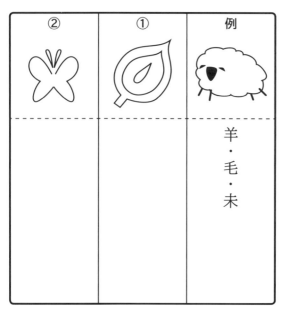

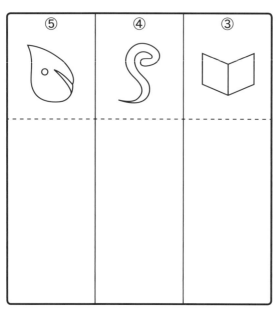

例	①	②

羊・毛・未		

③	④	⑤
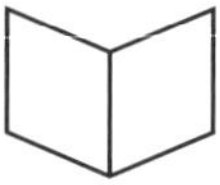		

一問につき、三十秒以内を目安に！

124ページの答え　①しい　②ききょう　③せじょう　④いくえ　⑤ほま　⑥双子　⑦裁断　⑧凝縮　⑨貧乏　⑩貫通　脳チャレ！…「海路」

作文

119日目

思考力もつきます

学習日　月　日

目標 2分30秒

かかった時間　分　秒

滑稽な内容になってもよいです。想像力をふくらませて、作文をしましょう。

次の言葉をすべて使って、短文を作りましょう。

「パン屋」

「万全」

「破竹の勢い」

ヒント

破竹の勢い……止めることができないほど勢いが激しいこと。

125ページの➔答え

①ちんじゅつ　②びんわん　③ぼっとう　④きまじめ　⑤いまし　⑥伏
⑦還元　⑧逸材　⑨雑菌　⑩暁　　脳チャレ！…「髪」

基礎トレ
120日目

三分やれば文殊の知恵

学習日　月　日

目標　1分

かかった時間　分　秒

正答数　／10

――線は読みがなを、□には漢字を書きましょう。

① 一抹の不安が残る。（　）

② 避暑地で余暇を過ごす。（　）

③ 工房で粘土をこねる。（　）

④ 根深い問題を抱える。（　）

⑤ 自室で悲嘆に暮れる。（　）

⑥ 考え過ぎて□《ふさ》ぎ込む。

⑦ □《がん》□《こ》だが筋が通った人だ。

⑧ 金銭的な□《ふ》□《たん》を減らす。

⑨ □《は》□《ぐき》の健康を保つ。

⑩ 渦巻きの□《か》□《と》り線香。

脳チャレ！

昨日の晩御飯は何を食べたか、思い出しましょう。

126ページの答え　例①葉・種・炎　②蝶・花・蛾　③本・紙・箱　④蛇・紐・曲　⑤葉・鯨・玉

基礎トレ

121日目

立ったままで解いてみよう

学習日　月　日

目標　1分

かかった時間　分　秒

正答数　／10

――線は読みがなを、□には漢字を書きましょう。

① 墓穴を掘る発言だ。（　　）

② 名残惜しいが終了だ。（　　）

③ 勢力の衰微が見える。（　　）

④ 末端まで行き渡る。（　　）

⑤ 剣豪として有名な武将。（　　）

⑥ 履物を□《ぬ》いで見学する。

⑦ □《せい》□《だい》な拍手を送る。

⑧ 薬の□《こう》□《か》が表れる。

⑨ □《みゃく》□《はく》を計る。

⑩ 終了後□《すみ》やかに移動する。

脳チャレ!

「老舗」は、何と読むでしょう?

127ページの答え　（例）パン屋が主催するパン食い競走で、わがチームが破竹の勢いで勝ち進むよう、万全の対策をした。

音読

122日目

今日で三分の一達成！

学習日　月　日

目標 2分

かかった時間　分　秒

正答数　／7

次の文章を声に出して読みましょう。——線は読みがなを、カタカナは漢字を書きましょう。

その泉に吸い込まれるようにメロスは身をかがめた。水を両手で掬《すく》って、一くち飲んだ。ほうと長い溜息《ためいき》が出て、夢から覚めたような気がした。歩ける。②行こう。肉体の疲労恢復《かいふく》と共に、わずかながら①キボウが生れた。義務遂行の希望である。わが身を殺して、③名誉を守る希望である。斜陽は赤い光を、樹々の葉に投じ、葉も枝も燃えるばかりに④輝いている。日没までには、まだ間がある。私を、待っている人があるのだ。少しも⑤ウタガわず、静かに期待してくれている人があるのだ。私は、信じられている。私の命なぞは、問題ではない。死んでお詫《わ》び、などと気のいい事は言って居《い》られぬ。私は、⑥シンライに⑦報いなければならぬ。いまはただその一事だ。走れ！　メロス。

（太宰治《だざいおさむ》『走れメロス』）

①（　　）

②（　　）

③（　　）

④（　　）いて

⑤（　　）わず

⑥（　　）

⑦（　　）い

128ページの➡答え　①いちまつ　②よか　③こうぼう　④かか　⑤ひたん　⑥塞　⑦頑固　⑧負担　⑨歯茎　⑩蚊取

基礎トレ

123日目

一問一問大切に

学習日　月　日

目標　1分

かかった時間　分　秒

正答数　／10

——線は読みがなを、□には漢字を書きましょう。

① 憂国の念が湧き出る。（　　）

② 緒戦の勢いのまま勝ち進む。（　　）

③ 三日経つと怠けている。（　　）

④ 藁葺き屋根の家。（　　）

⑤ 日和を見て実行する。（　　）

⑥ 体力仕事で□《つか》れ切る。

⑦ 違法な□□《ふんしょく》決算。

⑧ □□《たいきゃく》を命じる。

⑨ □□《きょまん》の富を築く。

⑩ □《だま》って話を聞く。

脳チャレ!

「桜の美しいジキがやってきた。」は「時機」「時季」のどっち？

129ページの答え
①ぼけつ　②なごり　③すいび　④まったん　⑤けんごう　⑥脱　⑦盛大
⑧効果　⑨脈拍　⑩速　　脳チャレ！…「しにせ」

基礎トレ

124日目

効果が出てきたかな？

学習日 月 日

目標 30秒

かかった時間 分 秒

正答数 ／10

──線は読みがなを、□には漢字を書きましょう。

① 会議の冒頭で説明する。（ ）

② 稚拙な受け答えをする。（ ）

③ 趣味に時間を割く。（ ）

④ 反対派を放逐する。（ ）

⑤ ハンドルを握る。（ ）

⑥ 前作に比べると少し□《おと》る。

⑦ □□《ていこく》通りに電車が来る。

⑧ □□《とりょう》の色見本。

⑨ 膝の□□《きずぐち》を消毒する。

⑩ □□《はだし》のままで歩く。

脳チャレ！

「今だに」「未だに」正しいのはどっち？

130ページの答え ①希望 ②すいこう ③めいよ ④かがや ⑤疑 ⑥信頼 ⑦むく

漢字パズル

125日目

声に出すと脳に効く

学習日 月 日

目標 1分

かかった時間 分 秒

正答数 /6

次の虫食いになっている漢字は何という五字熟語でしょうか。漢字で書きましょう。

① 地球温暖化

② 自転車操業

③ 自意識過剰

④ 重要文化財

⑤ 文●科●省

⑥ 自動車検査

131ページの答え ①ゆうこく ②しょせん ③なま ④わらぶ ⑤ひより ⑥疲 ⑦粉飾 ⑧退却 ⑨巨万 ⑩黙 脳チャレ！…「時季」

記憶

126日目

暑い日も寒い日も…

学習日　月　日

目標 1分

かかった時間　分　秒

正答数　/8

日本の歴史上のことがらに関する言葉です。語群の漢字を組み合わせて書きましょう。

① 一万年以上前の打製［　｜　］。

② 古墳の周りで埴［　］が見つかる。

③ 六四五年、大化の［　｜　］。

④ 種子島に鉄［　］が伝わる。

⑤ 豊臣秀吉による［　｜　］検地。

⑥ ［　］ケ原の戦い

⑦ 武家［　］法［　］

⑧ ［　｜　］交代

閣　改　輪　度　器　参　太　勤　砲　新　関　諸　石

脳チャレ!

「腹に一物」は、何と読むでしょう?

132ページの答え

①ぼうとう　②ちせつ　③さ　④ほうちく　⑤にぎ　⑥劣　⑦定刻　⑧塗料　⑨傷口　⑩裸足　脳チャレ!…「未だに」

基礎トレ

127日目

努力の結晶がここに

学習日　月　日

目標 1分

かかった時間　分　秒

正答数　/10

――線は読みがなを、□には漢字を書きましょう。

① 今は閑散としている。（　　）

② 劣悪な商品を買った。（　　）

③ 国王陛下に謁見する。（　　）

④ やかんのお湯が沸騰する。（　　）

⑤ 志半ばで凶弾に倒れる。（　　）

⑥ 冷蔵庫が□《こわ》れる。

⑦ 傷んで□《だ》□《め》になる。

⑧ 夫婦の相性は□《ばつ》□《ぐん》だ。

⑨ □《ひ》□《きょう》の温泉に出掛ける。

⑩ キリスト教を□《しん》□《こう》する。

脳チャレ！

「決死の覚悟」「必死の覚悟」正しいのはどっち？

133ページの➔答え　①地球温暖化　②自転車操業　③自意識過剰　④重要文化財　⑤文部科学省　⑥自動車検査

基礎トレ

128日目

脳の力を最大限引き出す

学習日　月　日

目標　1分

かかった時間　分　秒

正答数　／10

――線は読みがなを、□には漢字を書きましょう。

① 有名人が急逝する。（　　）

② 偏狭な人物だ。（　　）

③ 敵を迎撃する。（　　）

④ 母国の英雄となる。（　　）

⑤ 徹底的に掃除する。（　　）

⑥ 息子にも娘にも□《あま》い親。

⑦ □《けん》□《きょ》な態度をとる。

⑧ □《するど》い指摘で相手を論破した。

⑨ 名誉な称号を□《かく》□《とく》する。

⑩ スープの□《のう》□《こう》な味わい。

脳チャレ！

「お湯に塩をマゼる。」は「混」「交」のどっち？

134ページの答え
①石器　②輪　③改新　④砲　⑤太閤　⑥関　⑦諸・度　⑧参勤
脳チャレ！…「はらにいちもつ」

音読

129日目

精神統一からはじめよう！

学習日　月　日

目標 2分

かかった時間　分　秒

正答数　／7

次の文章を声に出して読みましょう。また、——線は読みがなを書きましょう。

やまとうたは、人の心を種①として、万②の言の葉とぞなれりける　世の中にある人、ことわざ繁③きものなれば、心に思ふ事を、見るもの聞くものにつけて、言ひ出《いだ》せるなり　花に鳴く鶯④、水にすむ蛙⑤の声を聞けば、生きとし生けるもの、いづれか歌をよまざりける　力をも入れずして天地⑥を動かし、目に見えぬ鬼神《おにがみ》をもあはれと思はせ、男女《おとこおんな》のなかをもやわらげ、猛《たけ》き武士《もののふ》の心をも慰⑦むるは、歌なり

（『古今和歌集　仮名序《かなじょ》』）

① （　　）
② （　　）
③ （　　）き
④ （　　）
⑤ （　　）
⑥ （　　）
⑦ （　　）むる

先生のアドバイス

普段とは違ったことをしてみましょう。通勤の道順を変えるなど、ちょっとしたことでもよいでしょう。

135ページの➡答え　①かんさん　②れつあく　③えっけん　④ふっとう　⑤きょうだん　⑥壊　⑦駄目　⑧抜群　⑨秘境　⑩信仰　脳チャレ！…「決死の覚悟」

基礎トレ

130日目

その調子　その調子

学習日　月　日

目標　1分

かかった時間　分　秒

正答数　／10

——線は読みがなを、□には漢字を書きましょう。

① 事の発端は些細な事だ。（　　）

② 敢えて危険な方法を選ぶ。（　　）

③ 吉報は村まで届いた。（　　）

④ 末尾にEの付く単語。（　　）

⑤ 王侯貴族の扱いだ。（　　）

⑥ ポイントが□□《ふよ》される。

⑦ 社会□□《ふくし》に関する仕事。

⑧ □□《はわた》りの長い包丁。

⑨ けが人を□□《かいほう》する。

⑩ 多くの貴族が□□《ぼつらく》した。

脳チャレ！

「軽卒」「軽率」正しいのはどっち？

136ページの答え　①きゅうせい　②へんきょう　③げいげき　④えいゆう　⑤てってい　⑥甘　⑦謙虚　⑧鋭　⑨獲得　⑩濃厚　脳チャレ！…「混」

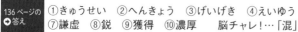

基礎トレ

131日目

スピードを意識して！

学習日　月　日

目標 30秒

かかった時間　分　秒

正答数　／10

――線は読みがなを、□には漢字を書きましょう。

① 念仏を半紙に模写する。（　　）

② 神聖な場所と言われる。（　　）

③ 車が損傷を受ける。（　　）

④ 粗野な振る舞いをする。（　　）

⑤ 動物を檻の中に入れる。（　　）

⑥ 国交を□□《だんぜつ》する。

⑦ 任せておけば□□《あんたい》だ。

⑧ 同級生と□□《そえん》になる。

⑨ □□《ごうか》な食事に歓喜する。

⑩ 校内に□□《よれい》が鳴る。

脳チャレ！

「雨降って□かたまる」□に入る言葉は何？

137ページの答え　①たね　②よろず　③しげ　④うぐいす　⑤かわず　⑥あめつち　⑦なぐさ

漢字パズル

132日目

脳に心地よい負荷を

学習日　月　日

目標 2分30秒

かかった時間　分　秒

ヒントを参考に、花の名前（二字〜四字）を探して◯で囲みましょう。使われなかった三文字を並べかえると、ある花の名前になります。

若	杜	紫	梗	桔
鈴	月	陽	仙	水
蘭	下	花	蒲	犀
木	美	鳳	公	朝
芍	人	仙	英	顔
薬	金	花	桜	秋

ヒント
あさがお
かきつばた
あじさい
しゃくやく
ききょう
ほうせんか
こすもす
げっかびじん
すいせん
すずらん
たんぽぽ

使われなかった文字を並べかえてできる花の名前
（　　　）

脳チャレ！
「土筆」は、何と読むでしょう？

138ページの答え　①ほったん　②あ　③きっぽう　④まつび　⑤おうこう　⑥付与　⑦福祉　⑧刃渡　⑨介抱　⑩没落　脳チャレ！…「軽率」

記憶

133日目

日常の漢字に強くなる

学習日　月　日

目標　1分

かかった時間　分　秒

正答数　/8

脳チャレ!

「西瓜」は、何と読むでしょう?

次は熨斗袋《のしぶくろ》の表書き(弔事)の言葉です。お手本をなぞりましょう。また、お手本を見ながらていねいに書きましょう。

① ごれいぜん　御霊前

② ごぶつぜん　御仏前

③ おこうでん　御香典

④ ごしんぜん　御神前

⑤ おんたまぐしりょう　御玉串料

⑥ おくもつだい　御供物代

⑦ こころざし　志

⑧ おふせ　御布施

139ページの答え　①もしゃ　②しんせい　③そんしょう　④そや　⑤おり　⑥断絶　⑦安泰　⑧疎遠　⑨豪華　⑩予鈴　脳チャレ!…「地」

基礎トレ

134日目

脳のリフレッシュ

学習日　月　日

目標 1分

かかった時間　分　秒

正答数　/10

——線は読みがなを、□には漢字を書きましょう。

① 複数の部署を統括する。（　　）

② 母の傍らで絵本を読む。（　　）

③ 彼は異端児と呼ばれた。（　　）

④ 被疑者を釈放する。（　　）

⑤ 督促状を出す。（　　）

⑥ 宝が□□《まいぞう》されたとの噂。

⑦ □《かいこ》から絹を採取する。

⑧ □□《こくるい》を収穫する。

⑨ 予防□□《ちゅうしゃ》を打つ。

⑩ 庭に□□《しばふ》を張る。

脳チャレ！

「流石」は、何と読むでしょう？

140ページの答え

金木犀（朝顔／あさがお　紫陽花／あじさい　桔梗／ききょう　秋桜／こすもす　水仙／すいせん　鈴蘭／すずらん　蒲公英／たんぽぽ　杜若／かきつばた　芍薬／しゃくやく　鳳仙花／ほうせんか　月下美人／げっかびじん）　脳チャレ！…「つくし」

基礎トレ

135日目

今日も読み書きするぞ！

学習日　月　日

目標 1分

かかった時間　分　秒

正答数　／10

——線は読みがなを、□には漢字を書きましょう。

① 面倒な規則を全廃する。

② 医師を志して勉強する。

③ 旅行の土産を渡す。

④ 一点を凝視する。

⑤ 領土を侵犯する。

⑥ □《ない》□《ふん》で避難民が増える。

⑦ いつものことで□《おどろ》かない。

⑧ □《とう》□《とつ》に発言をする。

⑨ 常に□《か》□《だん》な対応を行う。

⑩ 激しい□《てい》□《こう》にあう。

脳チャレ！

「イシが弱く、ついつい深酒をしてしまう。」は「意志」「意思」のどっち？

141ページの答え　脳チャレ！…「すいか」

音読

136日目

そんなもんじゃないはず！

学習日　月　日

目標 2分

かかった時間　分　秒

正答数　/7

次の文章を声に出して読みましょう。——線は読みがなを、カタカナは漢字を書きましょう。

①禅智《ぜんち》内供の鼻と云《い》えば、池《いけ》の尾《お》で知らない者はない。長さは五六寸あって上唇《うわくちびる》の上から顋《あご》の下まで下《さが》っている。形は元も先も同じように太い。云わば細長い腸詰《ちょうづめ》のような物が、ぶらりと顔のまん中からぶら下っているのである。

五十②サイを③越えた内供は、沙弥《しゃみ》の昔から、内道場供奉《ないどうじょうぐぶ》の職に陞《のぼ》った今日《こんにち》まで、内心では始終この鼻を苦に病《や》んで来た。勿論《もちろん》表面では、今でもさほど気にならないような顔をしてすましている。これは④専念に当来《とうらい》の浄土《じょうど》を渇仰《かつぎょう》すべき⑤僧侶の身で、鼻の⑥シンパイをするのが悪いと思ったからばかりではない。それよりむしろ、自分で鼻を気にしていると云う事を、人に知られるのが⑦イヤだったからである。

（芥川龍之介《あくたがわりゅうのすけ》『鼻』）

①（　）　②□　③（　えた）　④（　）　⑤（　）　⑥□□　⑦□

142ページの➔答え　①とうかつ　②かたわ　③いたんじ　④しゃくほう　⑤とくそくじょう　⑥埋蔵　⑦蚕　⑧穀類　⑨注射　⑩芝生　脳チャレ！…「さすが」

基礎トレ

137日目

なんのこれしき！

学習日　月　日

目標 1分

かかった時間　分　秒

正答数　/10

——線は読みがなを、□には漢字を書きましょう。

① 麻酔の注射を打つ。（　）

② 雑誌の懸賞に応募する。（　）

③ 窃盗の容疑者。（　）

④ 巻末の索引で調べる。（　）

⑤ 業界に旋風が起こる。（　）

⑥ □《に》た者夫婦だ。

⑦ □《しち》□《や》を営む。

⑧ □《ふ》□《ちん》を繰り返す。

⑨ 休日に長編□《まん》□《が》を読む。

⑩ 思いがけず□《ろう》□《ほう》が届く。

脳チャレ！

「欠徐」「欠如」正しいのはどっち？

143ページの答え　①ぜんぱい　②こころざ　③みやげ　④ぎょうし　⑤しんぱん　⑥内紛　⑦驚　⑧唐突　⑨果断　⑩抵抗　脳チャレ！…「意志」

基礎トレ

138日目

三〇秒以内に挑戦!

学習日　月　日

目標 30秒

かかった時間　分　秒

正答数　/10

——線は読みがなを、□には漢字を書きましょう。

① 立ち退きを拒む。（　）

② 陰影を絵具で表現する。（　）

③ 買うものを羅列する。（　）

④ 敵兵を駆逐する。（　）

⑤ 家計の手綱を握る。（　）

⑥ 及び□《ごし》を批判する。

⑦ □《しん》□《けん》な意見を聞きたい。

⑧ 関係が自然に□《しょう》□《めつ》した。

⑨ □《は》□《で》にやってくれた。

⑩ □《けん》□《しん》的な看護。

脳チャレ!

「寸暇を惜しまず」「寸暇を惜しんで」正しいのはどっち?

144ページの答え ①ないぐ　②歳　③こ　④せんねん　⑤そうりょ　⑥心配　⑦嫌

発想

139日目

漢字から推測を！

学習日　月　日

目標 30秒　かかった時間　分　秒

正答数　／4

次の楽器に当てはまる漢字を、あとから選んで書きましょう。

①トライアングル（　　）

②ドラ（　　）

③チャイム（　　）

④ラッパ（　　）

銅鑼・鐘・喇叭・三角鉄

発想

140日目

漢字の意味を考えて

学習日　月　日

目標 30秒　かかった時間　分　秒

正答数　／4

次の楽器に当てはまる漢字を、あとから選んで書きましょう。

①ハープ（　　）

②ハーモニカ（　　）

③ピアノ（　　）

④オルガン（　　）

洋琴・風琴・口風琴・竪琴

「琴」の上の字をヒントにしましょう。

145ページの➡答え　①ますい　②けんしょう　③せっとう　④さくいん　⑤せんぷう　⑥似　⑦質屋　⑧浮沈　⑨漫画　⑩朗報　脳チャレ！…「欠如」

基礎トレ

141日目

油断は禁物

学習日　月　日

目標　1分

かかった時間　分　秒

正答数　／10

――線は読みがなを、□には漢字を書きましょう。

① 恐らく彼が来るだろう。（　）

② 雌雄を決する時が来る。（　）

③ ご壮健で何よりです。（　）

④ 空疎な議論はやめる。（　）

⑤ 野暮な事を聞かない。（　）

⑥ 空気が□《す》んで心地良い。

⑦ 絵を描くのに□□《ねっちゅう》する。

⑧ 船が港に□□《ていはく》する。

⑨ 静かに□□《ざぜん》を組む。

⑩ 批判の□□《やおもて》に立つ。

脳チャレ！

「□同組合」の□に入るのは「共」「協」のどっち？

146ページの➡答え
①こば　②いんえい　③られつ　④くちく　⑤たづな　⑥腰　⑦真剣　⑧消滅　⑨派手　⑩献身　脳チャレ！…「寸暇を惜しんで」

基礎トレ

142日目

やればできる！

学習日　月　日

目標 1分

かかった時間　分　秒

正答数　／10

――線は読みがなを、□には漢字を書きましょう。

① よい感触を得る。（　　）

② 剛直な人物だ。（　　）

③ 魚を解剖する実験。（　　）

④ 渋いお茶を飲む。（　　）

⑤ 借用金を償却する。（　　）

⑥ 花火の音が遠くまで□《ひび》く。

⑦ □《いっ》□《せい》に攻撃をする。

⑧ 鉱石の□《さい》□《くつ》が行われる。

⑨ □《あ》□《えん》の含まれる食品。

⑩ 組織の□《わく》□《ぐみ》を変更する。

脳チャレ！

「老若男女」を早口で五回言ってみましょう。

147ページの➔答え
139日目　①三角鉄　②銅鑼　③鐘　④喇叭
140日目　①竪琴　②口風琴　③洋琴　④風琴

音読

143日目

ドリルを終えて気分爽快

学習日　月　日

目標　2分

かかった時間　分　秒

正答数　/7

次の詩を声に出して読みましょう。また、――線は読みがなを書きましょう。

サーカス

①幾時代かがありまして
茶色い戦争ありました

幾時代かがありまして
冬は②疾風吹きました

幾時代かがありまして
今夜此処《ここ》での一《ひ》と殷盛《さか》り
今夜此処での一と殷盛り

サーカス小屋は高い③梁
そこに一つのブランコだ
見えるともないブランコだ

頭倒《さか》さに手を④垂れて
汚れ⑤木綿の屋蓋《やね》のもと
ゆあーん　ゆよーん　ゆやゆよん

それの近くの白い灯が
安値《やす》いリボンと息を吐き

観客様はみな⑥鰯
咽喉《のんど》が鳴ります牡蠣殻《かきがら》と
ゆあーん　ゆよーん　ゆやゆよん

屋外《やがい》は真《ま》ッ闇《くら》　闇《くら》の闇《くら》
夜は劫々《こうこう》と⑦更けまする
落下傘奴《らっかがさめ》のノスタルヂアと
ゆあーん　ゆよーん　ゆやゆよん

（中原中也《なかはらちゅうや》『山羊《やぎ》の歌』）

①（　　）　②（　　）　③（　　）　④（　　れて）　⑤（　　）　⑥（　　）　⑦（　　けまする）

148ページの答え
①おそ　②しゆう　③そうけん　④くうそ　⑤やぼ　⑥澄　⑦熱中
⑧停泊　⑨座禅　⑩矢面　脳チャレ！…「協同組合」

基礎トレ

144日目

あわてない、あわてない

学習日　月　日

目標　1分

かかった時間　分　秒

正答数　／10

――線は読みがなを、□には漢字を書きましょう。

① 逃亡犯を捕まえる。（　　）

② 荒涼たる大地。（　　）

③ 寡少な人数で戦う。（　　）

④ 互いに牽制しあう。（　　）

⑤ 惰眠を貪る毎日。（　　）

⑥ 小さい子供が飛び□《は》ねる。

⑦ 沿道に□□《ひとがき》ができる。

⑧ 十分な□□《きゅうそく》が必要だ。

⑨ 電車の□□《うんちん》を計算する。

⑩ 市街を□□《じゅうおう》に道が通る。

脳チャレ!
「雰囲気」は、何と読むでしょう？

149ページの答え
①かんしょく　②ごうちょく　③かいぼう　④しぶ　⑤しょうきゃく　⑥響　⑦一斉　⑧採掘　⑨亜鉛　⑩枠組

基礎トレ

145日目

長くて短い一分

学習日　月　日

目標 30秒

かかった時間　分　秒

正答数　／10

——線は読みがなを、□には漢字を書きましょう。

① 敵を欺き撃破する。

② 浪漫があってよろしい。

③ 様々な問題を包括する。

④ 遺憾の意を表明する。

⑤ 悲報を受け憂愁に沈む。

（　　）（　　）（　　）（　　）（　　）

⑥ 洗濯物がよく□《かわ》く。

⑦ □《かい》□《づか》を見学する。

⑧ 年間入場者数の□《すい》□《い》。

⑨ 領収書に□《ただ》し書きをする。

⑩ 家は□《も》□《よ》り駅のそばだ。

脳チャレ!

「ホウヨウカのある男性が好きだ。」は「抱擁」「包容」のどっち？

150ページの➔答え ①いくじだい　②しっぷう　③はり　④た　⑤もめん　⑥いわし　⑦ふ

漢字パズル

146日目

直感に頼りすぎない

学習日　月　日

目標 2分30秒

かかった時間　分　秒

正答数　／6

四つの熟語ができるように、中央の□に漢字を入れましょう。ただし、熟語は矢印の方向に読みます。

①
国↓
身→□→格
↓育

②
合↓
焦→□→線
↓火

③
公↓
被→□→悪
↓虫

④
花↓
約→□→帯
↓縛

⑤
気↓
抑→□→縮
↓力

⑥
半↓
増→□→額
↓少

先生のアドバイス

解答時間を意識して取り組んでみましょう。時間を意識することで、脳がより活性化されます。

151ページの➡答え
①つか　②こうりょう　③かしょう　④けんせい　⑤だみん　⑥跳
⑦人垣　⑧休息　⑨運賃　⑩縦横　　脳チャレ！…「ふんいき」

作文

147日目

朝がいちばん脳に効く!

学習日　月　日

目標 2分30秒

かかった時間　分　秒

次の言葉をすべて使って、短文を作りましょう。

「仮病」
「風情」
「販売」

ヒント
仮病……病気のふりをすること。
風情……独特の趣、様子。

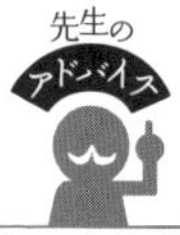

身の回りの物の整理整頓をすると、思考を整理する力も高まってきます。

152ページの➡答え
①あざむ　②ろまん　③ほうかつ　④いかん　⑤ゆうしゅう　⑥乾　⑦貝塚　⑧推移　⑨但　⑩最寄　脳チャレ!…「包容」

基礎トレ

148日目

毎日ご苦労さまです

学習日 月 日

目標 1分

かかった時間 分 秒

正答数 ／10

――線は読みがなを、□には漢字を書きましょう。

① 暫く身を潜める。（　　）
② 収賄の罪に問われる。（　　）
③ 臨時収入で懐が潤う。（　　）
④ 克己心を持つ。（　　）
⑤ 竜巻が発生する。（　　）

⑥ 二人の会話が□《はず》む。
⑦ 対応地域を□□《かくじゅう》する。
⑧ □□《たいしゅう》に迎合した作風。
⑨ □《めぐ》まれた環境で育つ。
⑩ なかなかの□□《どきょう》だ。

脳チャレ!
「血膜炎」「結膜炎」正しいのはどっち?

153ページの答え ①体 ②点 ③害 ④束 ⑤圧 ⑥減

基礎トレ

149日目

毎日こつこつ

学習日　月　日

目標 1分

かかった時間　分　秒

正答数　／10

――線は読みがなを、□には漢字を書きましょう。

① 至当な処置を行う。（　　）

② 影響が顕著に現れる。（　　）

③ 多数の艦艇を保有する。（　　）

④ 一人で悠々と過ごす。（　　）

⑤ 懲戒免職となる。（　　）

⑥ 公共の場所を□□《せんきょ》した。

⑦ 議論が□□《こんめい》を極める。

⑧ □□《しんぎ》のほどを確かめる。

⑨ □《さと》りの境地に達する。

⑩ □□《ちょうだ》の列ができる。

脳チャレ!

「□の耳に念仏」□に入る言葉は何？

154ページの➡答え
（例）上司が仮病で欠勤したという報告をする販売員の話し方に、どことなく風情を感じた。

音読 150日目

十五〇日達成～！

学習日　月　日

目標 2分

かかった時間　分　秒

正答数　／7

次の文章を声に出して読みましょう。――線は読みがなを、カタカナは漢字を書きましょう。

さて、その後またどうしたろうか、お千絵《ちえ》様は？

かの女の今の①環境はしずかであった。②爽やかな京の秋がおとずれている。

部屋の前はひろい河原で、玉砂利と③ザッソウとを④縫う幾《いく》すじもの清《せい》冽《れつ》は、加茂《かも》の水と高野川《たかのがわ》の末がここで落ちあっているのだと、和《やわ》らかい京言葉をもつ小間使《こまづかい》に教えられた。

そこは、京の下加茂《しもかも》にある、所司代《しょしだい》の茶荘であった。柳の並木を⑤サカイに、梶井伏見《かじいふしみ》家などの寮園《りょうえん》があり、森の隣には日光別坊《にっこうべつぼう》の屋根が緑青《ろくしょう》をのぞませている。

河原に向った⑥数寄屋作りは、お千絵のために建てたように⑦イゴコチのピッタリ合った部屋だった。

（吉川英治《よしかわえいじ》『鳴門秘帖《なるとひちょう》』）

① （　　）
② （　　やかな）
③ □□
④ （　　う）
⑤ □
⑥ （　　）
⑦ □□□

155ページの➡答え　①ひそ　②しゅうわい　③うるお　④こっきしん　⑤たつまき　⑥弾　⑦拡充　⑧大衆　⑨恵　⑩度胸　脳チャレ！…「結膜炎」

基礎トレ

151日目

勘に頼らず解く

学習日　月　日

目標　1分

かかった時間　分　秒

正答数　／10

——線は読みがなを、□には漢字を書きましょう。

① 麗しい姿を見る。（　　）

② 幕府を転覆させる計画。（　　）

③ 長い間均衡を保つ。（　　）

④ 全裸を描いた絵画。（　　）

⑤ 草履で山道を歩く。（　　）

⑥ その決断は□《けん》□《めい》だ。

⑦ 古い新聞を□《えつ》□《らん》する。

⑧ 酒を水で□《うす》める。

⑨ □《せん》□《れん》されたデザイン。

⑩ □《じょう》□《か》槽の点検をする。

脳チャレ！

「経営のジッタイを調査する。」は「実態」「実体」のどっち？

156ページの➡答え
①しとう　②けんちょ　③かんてい　④ゆうゆう　⑤ちょうかい　⑥占拠
⑦混迷　⑧真偽　⑨悟　⑩長蛇　脳チャレ！…「馬」

基礎トレ

152日目

脳に刺激を！

学習日　月　日

目標 30秒

かかった時間　分　秒

正答数　／10

——線は読みがなを、□には漢字を書きましょう。

① 責任を逃れようとする。（　　）

② 後継者に推薦する。（　　）

③ 些末な事にこだわる。（　　）

④ 潜水艦が深海へ行く。（　　）

⑤ 窯で陶器を焼く。（　　）

⑥ 大々的に□□《せんでん》する。

⑦ 輝かしい成績を□《ほこ》るチーム。

⑧ 児童書の□《さ》し絵を描く。

⑨ 後ろを□《ふ》り返る。

⑩ □□□《おおざっぱ》に捉える。

脳チャレ！

「検約」「倹約」正しいのはどっち？

157ページの答え　①かんきょう　②さわ　③雑草　④ぬ　⑤境　⑥すきや　⑦居心地

記憶

153日目

学習日　月　日

スゴイ　スゴイ

目標　1分

かかった時間　分　秒

正答数　/8

日曜大工を始めようと思ったら、まず工具を揃えたいものです。いろいろな道具の読みがなを後の語群から選んで書きましょう。

① 鉋（　　）

② 鋸（　　）

③ 刷毛（　　）

④ 錐（　　）

⑤ 釘（　　）

⑥ 金槌（　　）

⑦ 砥石（　　）

⑧ 鑢（　　）

はけ・かなづち・きり・やすり・くぎ・かんな・のこぎり・といし

脳チャレ!

「一足飛び」は、何と読むでしょう?

158ページの➡答え
①うるわ　②てんぷく　③きんこう　④ぜんら　⑤ぞうり　⑥賢明　⑦閲覧　⑧薄　⑨洗練　⑩浄化　脳チャレ!…「実態」

漢字パズル

154日目

タテの熟語をヒントに、ヨコにできる四字熟語を完成させましょう。

学習日　月　日

集中して解く

目標 2分

かかった時間　分　秒

正答数　/4

①

家	用	治	美
□	□	□	□
製	紙	体	歌

②

始			
発	蛍	宝	山
□	□	□	□
車	色	箱	事

③

□	□	□	□
害	有	合	好
病	地	物	会

④

休	勧	年	散
□	□	□	□
	帳		道

先生のアドバイス

タテの熟語が全部できなくても、□に入った漢字から、四字熟語を推測しましょう。

159ページの➔答え　①のが　②すいせん　③さまつ　④せんすいかん　⑤かま　⑥宣伝　⑦誇　⑧挿　⑨振　⑩大雑把　脳チャレ！…「倹約」

基礎トレ

155日目

お茶でも飲みながら

学習日　月　日

目標　1分

かかった時間　分　秒

正答数　/10

——線は読みがなを、□には漢字を書きましょう。

① 皇帝から勲章を賜る。（　　）

② 山岳事故に注意する。（　　）

③ 情状酌量すべき点。（　　）

④ 販路拡大に励む。（　　）

⑤ 靴擦れが痛む。（　　）

⑥ 必修科目を［　］《り》［　］《しゅう》する。

⑦ ［　］《てっ》［　］《こつ》構造の建物。

⑧ ［　］《にん》［　］《たい》［　］《りょく》がある人。

⑨ 恐ろしくて［　］《とり》［　］《はだ》が立つ。

⑩ ［　］《たん》［　］《もの》を質に入れる。

脳チャレ！

「至上命題」「至上命令」正しいのはどっち？

160ページの答え　①かんな　②のこぎり　③はけ　④きり　⑤くぎ　⑥かなづち　⑦といし　⑧やすり　脳チャレ！…「いっそくとび」

基礎トレ

156日目

サクサク読み書き

学習日　月　日

目標 1分

かかった時間　分　秒

正答数　/10

——線は読みがなを、□には漢字を書きましょう。

① 偉い人になったものだ。（　　）

② 自意識が過剰である。（　　）

③ 伸縮に優れた生地。（　　）

④ 現場を仕切る棟梁。（　　）

⑤ 建坪が広い家。（　　）

⑥ 二つの役割を□《かね》ている。

⑦ 無人島に□□《ひょうりゅう》する。

⑧ ピアノの□□《どくそう》。

⑨ □□《こうてい》意見を述べる。

⑩ 最寄駅まで□□《そうげい》する。

脳チャレ!

「若干」は、何と読むでしょう？

161ページの答え　①自画自賛　②電光石火　③公私混同　④日進月歩

音読

157日目

スラスラと音読

学習日　月　日

目標　2分

かかった時間　分　秒

正答数　/7

次の文章を声に出して読みましょう。また、——線は読みがなを書きましょう。

与一《よいち》目《め》をふさいで、「南無《なむ》八幡大菩薩《はちまんだいぼさつ》、わが国の神明《しんめい》、日光権現《にっこうのごんげん》、宇都宮《うつのみや》、那須《なす》の湯泉大明神《ゆぜんだいみょうじん》、願はくはあの①扇のまん中射させて賜《た》ばせたまへ。これを射損《いそん》ずるものならば、弓切り折り自害して、人に再び②面を向かふべからず。いま一度本国へ③迎へんとおぼし召《め》さば、この矢はづさせたまふな」と心の内に④祈念して、目を見開いたれば、風も少し⑤吹き弱り、扇も射よげにぞなったりける。与一鏑《かぶら》を取ってつがひ、よっぴいてひやうど⑥放つ。小兵といふぢやう、十二《じゅうに》束三伏《そくみつぶせ》、弓は強し、⑦浦響《ひび》くほど長《なが》鳴《な》りして、誤《あやま》たず扇の要《かなめ》ぎは一寸《いっすん》ばかりおいて、ひいふつとぞ射切ったる。

（『平家物語』）

①（　　　）

②（　　　）

③（　　　へん）

④（　　　）

⑤（　　　き）

⑥（　　　つ）

⑦（　　　）

162ページの答え　①たまわ　②さんがく　③しゃくりょう　④はんろ　⑤くつず　⑥履修　⑦鉄骨　⑧忍耐力　⑨鳥肌　⑩反物　脳チャレ！…「至上命令」

基礎トレ

158日目

その壁を突破せよ！

学習日　月　日

目標 1分

かかった時間　分　秒

正答数　／10

――線は読みがなを、□には漢字を書きましょう。

① 打線の枢軸を担う。（　　）

② 銃口が火を噴く。（　　）

③ 空虚な毎日から脱する。（　　）

④ 荒涼とした砂漠。（　　）

⑤ 標的を撃ち落とす。（　　）

⑥ 多大な損害を□《こうむ》る。

⑦ □□□《ねっちゅうしょう》に注意。

⑧ 三つの町が□□《がっぺい》する。

⑨ □□《たんざく》に願い事を書く。

⑩ □□《かげぐち》をたたく。

脳チャレ！

「挙動がフシンな人物を見かける。」は「不信」「不審」のどっち？

163ページの答え　①えら　②かじょう　③しんしゅく　④とうりょう　⑤たてつぼ　⑥兼　⑦漂流　⑧独奏　⑨肯定　⑩送迎　脳チャレ！…「じゃっかん」

スピーディーかつ正確に

学習日　月　日

目標 30秒

かかった時間　分　秒

正答数　/10

——線は読みがなを、□には漢字を書きましょう。

① 水分摂取に気をつける。（　　）

② 戸籍謄本を取り寄せる。（　　）

③ お神酒を升に入れる。（　　）

④ 酷い扱いに憤慨する。（　　）

⑤ 惨めな思いをさせる。（　　）

⑥ もう□《あと》□《もど》りはできない。

⑦ 倉庫に商品を□《はん》□《にゅう》する。

⑧ ルールに□《もと》づく対応。

⑨ □《しん》□《さつ》□《しつ》に入る。

⑩ 社会を□《ふう》□《し》した漫画。

脳チャレ!

「木っ葉みじん」「木っ端みじん」正しいのはどっち?

164ページの答え ①おうぎ　②おもて　③むか　④きねん　⑤ふ　⑥はな　⑦うら

記憶

160日目

脳もすっかり健康に

学習日　月　日

目標　1分

かかった時間　分　秒

正答数　/8

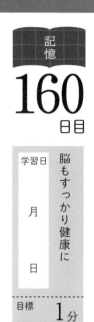

次は動物を表す漢字です。それぞれの読み方を後の語群から選んで書きましょう。

① 兎（　　）

② 驢馬（　　）

③ 蝙蝠（　　）

④ 河馬（　　）

⑤ 栗鼠（　　）

⑥ 土竜（　　）

⑦ 熊猫（　　）

⑧ 子守熊（　　）

カバ・コアラ・リス・モグラ・ロバ・パンダ・ウサギ・コウモリ

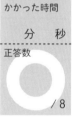

脳チャレ!

「美人局」は、何と読むでしょう?

165ページの答え ①すうじく ②じゅうこう ③くうきょ ④さばく ⑤う ⑥被 ⑦熱中症 ⑧合併 ⑨短冊 ⑩陰口 脳チャレ!…「不審」

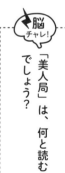

脳は若返る

学習日　月　日

目標　2分

かかった時間　分　秒

正答数　／5

次の絵で連想される二字熟語を、それぞれ二つ以上書きましょう。

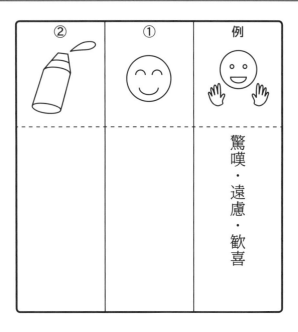

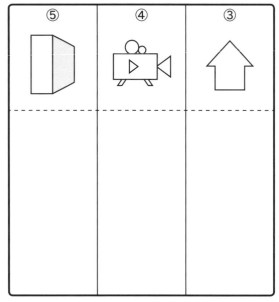

例	①	②

驚嘆・遠慮・歓喜		

③	④	⑤
		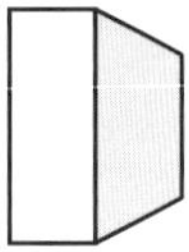

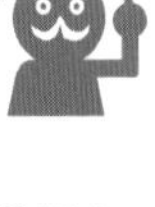

頭をやわらかく、自由に考えましょう。

166ページの➡答え
①せっしゅ　②とうほん　③ます　④ふんがい　⑤みじ　⑥後戻　⑦搬入　⑧基　⑨診察室　⑩風刺　　脳チャレ！…「木っ端みじん」

基礎トレ

162日目

学習日　月　日

⑩から解いてみよう

目標　1分

かかった時間　分　秒

正答数　／10

――線は読みがなを、□には漢字を書きましょう。

① 商魂逞《たくま》しいやり方だ。（　　）

② 心のうちを吐露する。（　　）

③ お遍路さんの一行。（　　）

④ 木琴を演奏する。（　　）

⑤ 考え方に影響を及ぼす。（　　）

⑥ メモを書き□《なぐ》る。

⑦ 友に□□□《すけだち》を頼む。

⑧ □□□《ぼうせきぎょう》が栄える。

⑨ 国歌を□□《せいしょう》する。

⑩ □□《れんさ》反応が起こる。

脳チャレ!

「□も木から落ちる」□に入る言葉は何？

167ページの➡答え　①ウサギ　②ロバ　③コウモリ　④カバ　⑤リス　⑥モグラ　⑦パンダ　⑧コアラ　脳チャレ!…「つつもたせ」

基礎トレ

163日目

脳をやわらかく

学習日　月　日

目標　1分

かかった時間　分　秒

正答数　/10

――線は読みがなを、□には漢字を書きましょう。

① 憎悪の念がわく。（　　）

② 風情のある庭。（　　）

③ 歴史書の編纂に当たる。（　　）

④ 会話が筒抜けだ。（　　）

⑤ 春風の薫りがする。（　　）

⑥ 体力の□《おとろ》えに負けない。

⑦ □□《ちょうか》料金が発生する。

⑧ 子供を学習□《じゅく》に通わせる。

⑨ 疑念が□□《のうり》をよぎる。

⑩ 洪水で□《つつみ》が切れる。

脳チャレ！

「□価償却」の□に入るのは「減」「原」のどっち？

168ページの答え

例①笑顔・安心・破顔　②鉛筆・水筒・絵具　③矢印・家屋・建物　④映画・再生・撮影　⑤辞書・土壁・門扉

音読 164日目

今日は音読！

学習日　月　日

目標 2分

かかった時間　分　秒

正答数　／7

次の文章を声に出して読みましょう。――線は読みがなを、カタカナは漢字を書きましょう。

山路《やまみち》を①ノボりながら、こう考えた。

智《ち》に働けば②カドが立つ。③情に棹《さお》させば流される。意地を通せば④窮屈だ。とかくに人の世は住みにくい。

住みにくさが高じると、安い所へ引き越したくなる。どこへ越しても住みにくいと⑤サトった時、詩が生れて、画《え》が出来る。

人の世を作ったものは神でもなければ⑥オニでもない。やはり向う⑦三軒両隣りにちらちらするただの人である。ただの人が作った人の世が住みにくいからとて、越す国はあるまい。あれば人でなしの国へ行くばかりだ。人でなしの国は人の世よりもなお住みにくかろう。

（夏目《なつめ》漱石《そうせき》『草枕《くさまくら》』）

① □り　② □　③（　）　④（　）　⑤ □った　⑥ □　⑦（　）

169ページの➔答え
①しょうこん　②とろ　③へんろ　④もっきん　⑤およ　⑥殴　⑦助太刀
⑧紡績業　⑨斉唱　⑩連鎖　脳チャレ！…「猿」

基礎トレ

165日目

もっと速く読めるはず

学習日　月　日

目標　1分

かかった時間　分　秒

正答数　/10

――線は読みがなを、□には漢字を書きましょう。

① 屈辱的な負け方。（　　）

② 砂上の楼閣である。（　　）

③ 人材を渇望する。（　　）

④ 語弊のある言い方だ。（　　）

⑤ 育児に追われ慌ただしい。（　　）

⑥ □《たの》もしい仲間がやって来た。

⑦ あまりにも時期□□《しょうそう》だ。

⑧ □□《きしょう》な鉱物を発見する。

⑨ □□《わかげ》の至りだと笑う。

⑩ 大広間で□□《えんかい》を開く。

脳チャレ！

「口」に二画足して、別の漢字をたくさん作りましょう。

170ページの答え
①ぞうお　②ふぜい　③へんさん　④つつぬ　⑤かお　⑥衰　⑦超過
⑧塾　⑨脳裏　⑩堤　　脳チャレ！…「減」

基礎トレ

166日目

時間との格闘

学習日　月　日

目標 30秒

かかった時間　分　秒

正答数　/10

――線は読みがなを、□には漢字を書きましょう。

① 雅楽に使われる楽器。（　　）

② 境遇を聞き不憫に思う。（　　）

③ 葬儀に参列する。（　　）

④ 盲目的に崇拝する。（　　）

⑤ 多くの学者が携わる事業。（　　）

⑥ 全体の流れを［　］《はあく》する。

⑦ 来客が［　］《とだ》える。

⑧ 青春時代を［　］《かいこ》する。

⑨ ルールを［　］《さかて》にとる。

⑩ ［　］《もうどうけん》を同伴する。

脳チャレ！

「塩で味をトトノえる。」は「整」「調」のどっち？

171ページの答え ①登　②角　③じょう　④きゅうくつ　⑤悟　⑥鬼　⑦さんけん（さんげん）

漢字パズル

167日目

学習日　月　日

誰かと競いあうもよし

目標 2分30秒

かかった時間　分　秒

正答数　/6

四つの熟語ができるように、中央の□に漢字を入れましょう。ただし、熟語は矢印の方向に読みます。

①
上：火　左：鉱　右：頂　下：脈

②
上：作　左：違　右：則　下：令

③
上：歳　左：導　右：用　下：札

④
上：意　左：場　右：科　下：野

⑤
上：緊　左：内　右：着　下：会

⑥
上：暴　左：勝　右：益　下：発

172ページの➡答え　①くつじょく　②ろうかく　③かつぼう　④ごへい　⑤あわ　⑥頼　⑦尚早　⑧希少（稀少）　⑨若気　⑩宴会　脳チャレ！…「田・目・白・甲など」

作文

168日目

とにかく続ける!

学習日　月　日

目標 2分30秒

かかった時間　分　秒

次の言葉をすべて使って、短文を作りましょう。

「空飛ぶじゅうたん」

「靴下」

「泥棒」

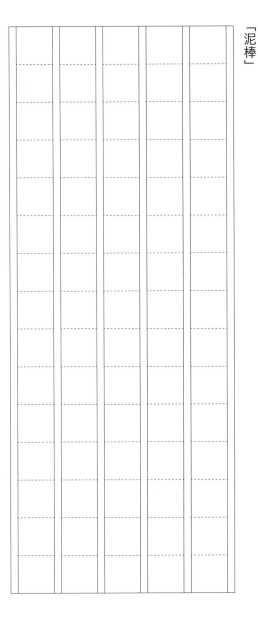

「空飛ぶじゅうたん」からどんなイメージが出てきますか。想像を広げて作文しましょう。

173ページの➡答え　①ががく　②ふびん　③そうぎ　④すうはい　⑤たずさ　⑥把握　⑦途絶　⑧回顧　⑨逆手　⑩盲導犬　脳チャレ!…「調」

基礎トレ

169日目

一問一問クリアしていく

学習日　月　日

目標　1分

かかった時間　分　秒

正答数　/10

——線は読みがなを、□には漢字を書きましょう。

① 会員を随時募集する。

② どうにか一矢報いたい。

③ 奈良に遷都する。

④ 干潟が縮小する。

⑤ 密かに計画を進める。

（　　）（　　）（　　）（　　）（　　）

⑥ 成功を□《き》□《ねん》します。

⑦ やかんでお湯を□《わ》かす。

⑧ □《こん》□《いん》届を提出する。

⑨ 寺院を□《こん》□《りゅう》する。

⑩ 兄が□《も》□《しゅ》を務める。

脳チャレ!

「妻君」「細君」正しいのはどっち？

174ページの答え　①山　②法　③入　④外　⑤密　⑥利

基礎トレ

170日目

ここいちばんの集中！

学習日　月　日

目標 1分

かかった時間　分　秒

正答数　／10

――線は読みがなを、□には漢字を書きましょう。

① 豪快な笑い方だ。（　　）

② 常夏の島で過ごす。（　　）

③ 失踪して十年が経つ。（　　）

④ 襟元の汚れを落とす。（　　）

⑤ 花が枯れてしまった。（　　）

⑥ □□□《まじめ》で誠実だ。

⑦ □《すず》しい風が吹いている。

⑧ □□《せんりゅう》を詠む。

⑨ □□《じゅきょう》の教えを学ぶ。

⑩ 僧侶にお□□《ふせ》を包む。

脳チャレ！

「舌つづみを打つ」「舌づつみを打つ」正しいのはどっち？

175ページの➡答え

（例）泥棒の靴下をつかみかけたが、空飛ぶじゅうたんに乗って逃げられてはもうどうしようもない。

音読 171日目

ケアレスミスに注意して

学習日　月　日

目標 2分

かかった時間　分　秒

正答数　/7

次の文章を声に出して読みましょう。――線は読みがなを、カタカナは漢字を書きましょう。

庄兵衛《しょうべえ》はその場の様子をマ①のあたり見るような思いをして聞いていたが、これがはたして弟殺しというものだろうか、人殺しというものだろうかという疑いが、話を半分聞いた時から起こって来て、聞いてしまっても、その疑いを解くことができなかった。弟は剃刀②を抜③いてくれたら死なれるだろうから、抜いてくれと言った。それを抜いてやって死なせたのだ、コロ④したのだとは言われる。しかしそのままにしておいても、どうせ死ななくてはならぬ弟であったらしい。それが早く死にたいと言ったのは、苦しさに耐⑤えなかったからである。喜助《きすけ》はその苦を見ているにシノ⑥びなかった。苦から救ってやろうと思って命を絶った。それが罪⑦であろうか。

（森鷗外《もりおうがい》『高瀬舟』）

① □

② （　　）

③ （　　）いて

④ □した

⑤ （　　）え

⑥ □びなかった

⑦ （　　）

176ページの答え　①ずいじ　②いっし　③せんと　④ひがた　⑤ひそ　⑥祈念　⑦沸　⑧婚姻　⑨建立　⑩喪主　脳チャレ！…「細君」

基礎トレ

172日目

脳チャレもやるぞ

学習日　月　日

目標　1分

かかった時間　分　秒

正答数　/10

――線は読みがなを、□には漢字を書きましょう。

①耐久性を重視した機器。（　）

②繁忙な日々が続く。（　）

③中庸を得た意見。（　）

④素朴で好感が持てる人柄。（　）

⑤賢い男性が理想だ。（　）

⑥縁側で□□《いご》を楽しむ。

⑦お金の大切さが身に□《し》みる。

⑧スイッチを□《お》す。

⑨□□《こんちゅう》採集をする。

⑩□□《とだな》の奥にしまい込む。

脳チャレ！

「うんちくを傾ける」「うんちくを垂れる」正しいのはどっち？

177ページの答え

①ごうかい　②とこなつ　③しっそう　④えりもと　⑤か　⑥真面目　⑦涼　⑧川柳　⑨儒教　⑩布施　脳チャレ！…「舌つづみを打つ」

基礎トレ

173日目

学習日　月　日

昨日を上回る！

目標　30秒

かかった時間　分　秒

正答数　／10

――線は読みがなを、□には漢字を書きましょう。

① 日本舞踊の練習に励む。（　　）

② 戦渦に巻き込まれる。（　　）

③ 部屋の隅々まで美しく。（　　）

④ 畳を張り替える。（　　）

⑤ 犬が草原を駆ける。（　　）

⑥ 居候では□《かた》□《み》が狭い。

⑦ 派手な格好で町を□《ね》り歩く。

⑧ 試合の□《しゅう》□《ばん》に点が入る。

⑨ 勝手な行動に□《ふん》□《げき》する。

⑩ □《ぎん》□《じょう》□《しゅ》を飲む。

脳チャレ！

「団結がカタい実力のあるチームだ。」は「固」「堅」のどっち？

178ページの➡答え　①目　②かみそり　③ぬ　④殺　⑤た　⑥忍　⑦つみ

発想

174日目

クラッシックは好き？

学習日　月　日

目標 30秒　かかった時間　分　秒

正答数　／4

音楽に関するカタカナの言葉に当てはまる漢字を、後から選んで書きましょう。

①ワルツ（　　）

②マーチ（　　）

③レクイエム（　　）

④シンフォニー（　　）

行進曲・鎮魂曲・円舞曲・交響曲

発想

175日目

二人組はデュオ

学習日　月　日

目標 30秒　かかった時間　分　秒

正答数　／4

音楽に関するカタカナの言葉に当てはまる漢字を、後から選んで書きましょう。

①ソロ（　　）

②カルテット（　　）

③オーケストラ（　　）

④オーバーチュア（　　）

管弦楽団・独奏・四重奏・序曲

179ページの➡答え　①たいきゅうせい　②はんぼう　③ちゅうよう　④そぼく　⑤かしこ　⑥囲碁　⑦染　⑧押　⑨昆虫　⑩戸棚　脳チャレ！…「うんちくを傾ける」

基礎トレ

176日目

脳力がついてきた！

学習日　月　日

目標　1分

かかった時間　分　秒

正答数　／10

——線は読みがなを、□には漢字を書きましょう。

① 籠城作戦に出る。（　　）

② 勇猛な武将が前進する。（　　）

③ 田舎暮らしに憧れる。（　　）

④ 閑古鳥が鳴く。（　　）

⑤ 飼い犬と戯れる。（　　）

⑥ □□《そしょう》を起こす。

⑦ 惨禍に目を□《そむ》ける。

⑧ その件は□□《りっしょう》済みだ。

⑨ 浜辺で□□《かいがら》を拾う。

⑩ 伊勢神宮に□□《さんぱい》する。

脳チャレ！

「最少限」「最小限」正しいのはどっち？

180ページの答え　①ぶよう　②せんか　③すみずみ　④たたみ　⑤か　⑥肩身　⑦練　⑧終盤　⑨憤激　⑩吟醸酒　脳チャレ！…「固」

基礎トレ

177日目

記憶力もアップ！

学習日　月　日

目標　1分

かかった時間　分　秒

正答数　/10

――線は読みがなを、□には漢字を書きましょう。

① 寛大な措置をとる。（　　）

② 奇襲を受け隊伍が崩れる。（　　）

③ 社員を若干名募集する。（　　）

④ 足を打撲する。（　　）

⑤ 遠くで雪崩の音がする。（　　）

⑥ □□《つゆ》が明け晴天が続く。

⑦ びっくり□□《ぎょうてん》する。

⑧ 部屋を□□《たんねん》に調べる。

⑨ 転んで□《どろ》まみれになる。

⑩ 公共料金を□《はら》う。

脳チャレ！

「□□にも筆の誤り」□□に入る言葉は何？

181ページの➡答え

174日目　①円舞曲　②行進曲　③鎮魂曲　④交響曲

175日目　①独奏　②四重奏　③管弦楽団　④序曲

音読

178日目

次の文章を声に出して読みましょう。——線は読みがなを、カタカナは漢字を書きましょう。

漢字脳力アップ!

学習日 月 日

目標 2分

かかった時間 分 秒

正答数 /7

或《ある》春の日暮《ひぐれ》です。

唐の都洛陽《らくよう》の西の門の下に、ぼんやり空を①仰いでいる、一人の若者がありました。

若者は名を杜子春《とししゅん》といって、元は金持《かねもち》の息子でしたが、今は②ザイサンを費《つか》い尽《つく》して、その日の暮《くら》しにも困る位《くらい》、憐《あわれ》な身分になっているのです。

何しろその頃洛陽といえば、天下に③ナラぶもののない、繁昌《はんじょう》を④極めた都ですから、⑤往来にはまだしっきりなく、人や車が通っていました。門一ぱいに当っている、油のような夕日の光の中に、老人のかぶった紗《しゃ》の⑥帽子や、土耳古《トルコ》の女の金の耳環《じかん》や、白馬に⑦カザった色糸の手綱《たづな》が、絶えず流れて行く容子《ようす》は、まるで画《え》のような美しさです。

(芥川龍之介《あくたがわりゅうのすけ》『杜子春』)

① いで
②
③ ぶ
④ めた
⑤
⑥
⑦ った

182ページの➡答え
①ろうじょう ②ゆうもう ③いなか ④かんこどり ⑤たわむ ⑥訴訟 ⑦背 ⑧立証 ⑨貝殻 ⑩参拝 脳チャレ!…「最小限」

基礎トレ

179日目

学習日　月　日

お見事！

目標 1分

かかった時間　分　秒

正答数　/10

——線は読みがなを、□には漢字を書きましょう。

① 卑劣な恐喝事件。（　　）

② 弊社の担当が承ります。（　　）

③ 群青色の海に潜る。（　　）

④ 鮭を薫製にする。（　　）

⑤ ライバルと鉢合わせる。（　　）

⑥ 所作の美しさに□□《だつぼう》する。

⑦ 彼に□□《せきじつ》の面影がある。

⑧ 画家の□□□《しょうぞうが》。

⑨ 山奥の□《さわ》の水に触れる。

⑩ 敵の城を一気に□《せ》める。

脳チャレ！

「重厚」は、何と読むでしょう？

183ページの答え
①かんだい　②たいご　③じゃっかんめい　④だぼく　⑤なだれ　⑥梅雨　⑦仰天　⑧丹念　⑨泥　⑩払　脳チャレ！…「弘法」

基礎トレ

180日目

勘に頼るなかれ

学習日　月　日

目標　30秒

かかった時間　分　秒

正答数　／10

——線は読みがなを、□には漢字を書きましょう。

① 文化発祥の地。（　）

② 桟橋を設置する。（　）

③ 納棺に立ち合う。（　）

④ 全国各地で遊説を行う。（　）

⑤ 星が瞬く間に消える。（　）

⑥ 怒りの□《ほこ》□《さき》を向ける。

⑦ 薬の□《へい》□《よう》には注意する。

⑧ 援軍を□《は》□《けん》する。

⑨ 理容室で□《しら》□《が》を染める。

⑩ 予想外の展開に□《と》□《まど》う。

脳チャレ！

「シャツがきつくて首がシまる。」は「締」「絞」のどっち？

184ページの答え　①あお　②財産　③並　④きわ　⑤おうらい　⑥ぼうし　⑦飾

発想

181日目

集中力を切らさずに

学習日　月　日

目標　2分

かかった時間　分　秒

正答数　／6

お中元をいただいたお礼の手紙を送りたいと思います。（　　）にあてはまる言葉を考えて、手紙を完成させましょう。

（①　　　）盛夏の（②　　　）、皆々様にはご（③　　　）のことと心よりお喜び申し上げます。

さて、このたびは、（④　　　）なお中元の品をお送りくださいまして、ありがとうございます。いつもながら細やかなお心遣いに、（⑤　　　）するばかりです。

暑さ厳しき折、くれぐれもご（⑥　　　）くださいませ。

まずは取り急ぎ御礼申し上げます。

敬具

平成二十八年七月二十二日

谷口博子

石川智雄様

185ページの➡答え　①きょうかつ　②へいしゃ　③ぐんじょういろ　④くんせい　⑤はちあ　⑥脱帽　⑦昔日　⑧肖像画　⑨沢　⑩攻　脳チャレ！…「じゅうこう」

漢字パズル 182日目

体の器官を表す漢字を◯で囲みましょう。使われなかった漢字を上から読んで、下の□に当てはめましょう。

脳がイキイキ！

学習日　月　日

目標 2分30秒

かかった時間　分　秒

膵	臓	小	腸	脾
横	食	心	臓	臓
隔	膀	胱	気	甲
膜	胆	肝	管	状
腎	嚢	臓	習	腺
臓	慣	左	心	房

※漢字は一回ずつ使います。

内臓を強くしたり、疲れさせないためにも大事な

186ページの答え
①はっしょう　②さんばし　③のうかん　④ゆうぜい　⑤またた　⑥矛先
⑦併用　⑧派遣　⑨白髪　⑩戸惑　　脳チャレ！…「絞」

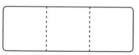

基礎トレ

183日目

いよいよ折り返し！

学習日　月　日

目標　1分

かかった時間　分　秒

正答数　/10

——線は読みがなを、□には漢字を書きましょう。

①不況の影響を受ける。（　　）

②雌伏して好機を待つ。（　　）

③岩石を粉砕する。（　　）

④霧で前が見えない。（　　）

⑤敵の軍師の罠《わな》に陥る。（　　）

⑥□□（かち）のある骨董品。

⑦□□（じんだい）な被害が出る。

⑧数年間□□（とうごく）される。

⑨古代の□（つるぎ）が出土する。

⑩権力に□（くっ）しない。

脳チャレ！

「採量」「裁量」正しいのはどっち？

187ページの答え　①拝啓　②候　③健勝・清栄　④（例）結構　⑤（例）恐縮　⑥自愛

基礎トレ

184日目

脳の柔軟体操

学習日　月　日

目標　1分

かかった時間　分　秒

正答数　/10

――線は読みがなを、□には漢字を書きましょう。

① 軍事拠点を猛撃する。（　　）

② 天涯孤独の身である。（　　）

③ 硝煙反応が残る。（　　）

④ 熱狂的に応援する。（　　）

⑤ 事情を鑑みて判断する。（　　）

⑥ □□《しんじゅ》のネックレス。

⑦ □□《だんじき》修行をする。

⑧ □□《かくだん》に実力をつける。

⑨ 一夜で中州に□□《ちくじょう》する。

⑩ 週末も休む□《ひま》がない。

脳チャレ!

「ご多分に洩れず」「ご他聞に洩れず」正しいのはどっち？

188ページの➡答え　食習慣（脾臓《ひぞう》・小腸・心臓・膵臓《すいぞう》・横隔膜・甲状腺・気管・膀胱《ぼうこう》・肝臓・胆嚢《たんのう》・左心房・腎臓）

音読

185日目

昨日より正答数をあげよう

学習日　月　日

目標　2分

かかった時間　分　秒

正答数　／7

次の和歌を声に出して読みましょう。また、――線は読みがなを書きましょう。

①五月雨に　物思ひをれば　②時鳥
夜ぶかく鳴きて　いづちゆくらむ
紀友則《きのとものり》

うたた寝に　③恋しき人を　見てしより
夢てふものは　④頼みそめてき
小野小町《おののこまち》

風通ふ　寝覚めの⑤袖の　花の香《か》に
かをる⑥枕の　春の夜の夢
藤原俊成女《ふじわらのしゅんぜいのむすめ》

大海の　⑦磯もとどろに　寄する波
われてくだけて　裂けて散るかも
源実朝《みなもとのさねとも》

①（　　）
②（　　）
③（　　）しき
④（　　）み
⑤（　　）
⑥（　　）
⑦（　　）

189ページの答え　①ふきょう　②しふく　③ふんさい　④きり　⑤おちい　⑥価値　⑦甚大　⑧投獄　⑨剣　⑩屈　脳チャレ！…「裁量」

基礎トレ

186日目

誰にでもできることじゃない

学習日　月　日

目標　1分

かかった時間　分　秒

正答数　／10

――線は読みがなを、□には漢字を書きましょう。

① 美しい渓谷を訪れる。（　　）

② 長々と駄文を書く。（　　）

③ 宵の口から痛飲する。（　　）

④ 船が波止場に着いた。（　　）

⑤ 小さい動物を慈しむ。（　　）

⑥ すぐ諦める□□《けいこう》がある。

⑦ 真っ赤な□□《くちべに》をつける。

⑧ □□《ようと》の分からない道具。

⑨ 同僚に□□《たいこう》心を燃やす。

⑩ 師匠から技を□《ぬす》む。

脳チャレ！

「五里□中」の□に入るのは「夢」「霧」のどっち？

190ページの➡答え

①もうげき　②てんがい　③しょうえん　④ねっきょうてき　⑤かんが　⑥真珠　⑦断食　⑧格段　⑨築城　⑩暇　脳チャレ！…「ご多分に洩れず」

基礎トレ

187日目

声に出しながら書く

学習日　月　日

目標 30秒

かかった時間　分　秒

正答数　／10

脳チャレ!

「東京特許許可局」を早口で五回言ってみましょう。

——線は読みがなを、□には漢字を書きましょう。

① 特産品を<u>献上</u>する。（　　）

② 行方不明者を<u>捜索</u>する。（　　）

③ 山奥に<u>老翁</u>が住む。（　　）

④ <u>藪</u>の中から出てくる。（　　）

⑤ 気に<u>障</u>る言い方だ。（　　）

⑥ 経緯を□□《かんけつ》に説明する。

⑦ 納得のうえ、□□《だきょう》する。

⑧ 町を紹介した□□《さっし》を配る。

⑨ □□《にょうぼう》に土産を買う。

⑩ 女性を□□《くど》く文句。

191ページの➡答え　①さみだれ　②ほととぎす　③こい　④たの　⑤そで　⑥まくら　⑦いそ

緻密性

188日目

学習日　月　日

ミスを減らす

目標 2分

かかった時間　分　秒

正答数　/5

漢数字を算用数字で書きましょう。

① 一億二千八百五万七千三百五十二

② 四百三十二万七千

③ 三十億三十

④ 六兆五百二十三億三千八百十一万五千七

⑤ 九十九億九千九百八十万一

192ページの➡答え
①けいこく　②だぶん　③よい　④はとば　⑤いつく　⑥傾向　⑦口紅　⑧用途　⑨対抗　⑩盗　　脳チャレ！…「霧」

記憶

189日目

思い出して

学習日　月　日

目標　1分

かかった時間　分　秒

正答数　/8

日本の歴史上のことがらに関する言葉です。語群の漢字を組み合わせて書きましょう。

① 一八五四年　日米□□条約

② □□門外の変

③ □長同盟

④ 大政□□

⑤ □□復古の大号令

⑥ 五箇条の御□□

⑦ 廃□置□

⑧ 地□改正

政　藩　親　王　桜　還　誓　租　文　県　薩　和　奉　田

脳チャレ！

「置いてきぼり」「置いてけぼり」正しいのはどっち？

193ページの➡答え　①けんじょう　②そうさく　③ろうおう　④やぶ　⑤さわ　⑥簡潔　⑦妥協　⑧冊子　⑨女房　⑩口説

基礎トレ

190日目

若さの秘訣は漢字ドリル

学習日　月　日

目標　1分

かかった時間　分　秒

正答数　／10

――線は読みがなを、□には漢字を書きましょう。

① <u>誘拐犯</u>が逮捕される。（　　）

② 町一番の<u>豪邸</u>に住む。（　　）

③ <u>秩序</u>立てて説明する。（　　）

④ <u>自堕落</u>な生活を送る。（　　）

⑤ 今日は波が<u>荒</u>い。（　　）

⑥ 保護者□《どう》□《はん》で参加する。

⑦ 車を□《じょ》□《こう》運転する。

⑧ 決定的□《しゅん》□《かん》を撮る。

⑨ 蜜柑の□《かん》□《づめ》を開ける。

⑩ 車の渋滞を□《さ》ける。

脳チャレ！

「会費をセイサンする。」は「精算」「清算」のどっち？

194ページの➡答え
① 128,057,352　② 4,327,000　③ 3,000,000,030
④ 6,052,338,115,007　⑤ 9,999,800,001

基礎トレ
191日目

日々これ精進
学習日　月　日
目標 1分
かかった時間　分　秒
正答数　／10

――線は読みがなを、□には漢字を書きましょう。

① 捕まえて手錠をする。（　　）
② 土壌が肥えている。（　　）
③ 疫病の流行。（　　）
④ 常識から逸脱した行いだ。（　　）
⑤ 代々続く家業を継ぐ。（　　）

⑥ 川沿いの□□《ていぼう》を歩く。
⑦ 生家は□□□《ごふくや》だ。
⑧ □□《とうめい》な海に潜る。
⑨ 旨い□□《にざかな》を作る。
⑩ 新しい生活に□《な》れてきた。

脳チャレ！
「収穫」「収獲」正しいのはどっち？

195ページの答え ①和親　②桜田　③薩　④奉還　⑤王政　⑥誓文　⑦藩・県　⑧租
脳チャレ！…「置いてけぼり」

音読

192日目

達成表に記録をつけよう
学習日　月　日
目標 2分
かかった時間　分　秒
正答数　／7

次の文章を声に出して読みましょう。――線は読みがなを、カタカナは漢字を書きましょう。

私にまた先ほどの①カロやかな昂奮《こうふん》が帰って来た。私は手当たり次第に積みあげ、また②慌ただしく潰《つぶ》し、また慌ただしく築きあげた。新しく引き抜いてつけ加えたり、取り去ったりした。奇怪な③ゲンソウ的な城が、そのたびに赤くなったり青くなったりした。

やっとそれはでき上がった。そして軽く跳《おど》りあがる心を制しながら、その④城壁の頂《いただ》きに恐る恐る檸檬《れもん》を据《す》えつけた。そしてそれは上出来だった。

見わたすと、その檸檬の⑤色彩はガチャガチャした色の階調をひっそりと紡錘形《ぼうすいけい》の身体の中へ⑥キュウシュウしてしまって、カーンと冴《さ》えかえっていた。私は埃《ほこり》っぽい丸善《まるぜん》の中の空気が、その檸檬の周囲だけ変に⑦キンチョウしているような気がした。

（梶井基次郎《かじいもとじろう》『檸檬』）

①［　］やかな
②（　）ただしく
③［　］
④（　）
⑤（　）
⑥［　］
⑦［　］

196ページの答え
①ゆうかいはん　②ごうてい　③ちつじょ　④じだらく　⑤あら　⑥同伴　⑦徐行　⑧瞬間　⑨缶詰　⑩避　脳チャレ！…「精算」

基礎トレ

193日目

間違えることもあるさ

学習日　月　日

目標 1分

かかった時間　分　秒

正答数　／10

——線は読みがなを、□には漢字を書きましょう。

①淑女として振る舞う。（　　　）

②昔から運動音痴だ。（　　　）

③学業成就を願う。（　　　）

④仙術の使い手。（　　　）

⑤言動を邪推する。（　　　）

⑥成績不振で□《かい》□《こ》される。

⑦好敵手に□《せん》□《せん》布告する。

⑧建物が□《ほう》□《かい》する。

⑨王国の□《ひめ》に仕える。

⑩助けを求める□《さけ》び声。

脳チャレ！

「背水の□」

□に入る言葉は何？

197ページの➡答え　①てじょう　②どじょう　③えきびょう　④いつだつ　⑤つ　⑥堤防　⑦呉服屋　⑧透明　⑨煮魚　⑩慣　脳チャレ！…「収穫」

基礎トレ

194日目

最速記録をめざす
学習日 月 日
目標 30秒
かかった時間 分 秒
正答数 /10

――線は読みがなを、□には漢字を書きましょう。

① それが唯一の欠点だ。（　　）
② 小学校の教諭を志す。（　　）
③ 岩礁付近は魚の住処だ。（　　）
④ 繊細な心に響く。（　　）
⑤ 手漕ぎボートに乗る。（　　）

⑥ 九州の□□《ちんみ》を味わう。
⑦ 表面に□□《こうきん》仕様を施す。
⑧ 噂話に□□《いやけ》が差す。
⑨ 上高地の□□《さんそう》に泊まる。
⑩ 野生動物が□《か》りをする。

脳チャレ！
「結納」は、何と読むでしょう？

198ページの➡答え ①軽　②あわ　③幻想　④じょうへき　⑤しきさい　⑥吸収　⑦緊張

漢字パズル

195日目

脳も喜んでいるはず

学習日　月　日

目標 2分30秒

かかった時間　分　秒

正答数　/6

四つの熟語ができるように、中央の□に漢字を入れましょう。ただし、熟語は矢印の方向に読みます。

①
送↓
突→□→車
↓力

②
目↓
付→□→画
↓音

③
懸↓
図→□→内
↓外

④
分↓
了→□→散
↓決

⑤
残↓
保→□→守
↓学

⑥
神↓
専→□→務
↓績

199ページの➡答え
①しゅくじょ　②おんち　③じょうじゅ　④せんじゅつ　⑤じゃすい　⑥解雇　⑦宣戦　⑧崩壊　⑨姫　⑩叫　脳チャレ！…「陣」

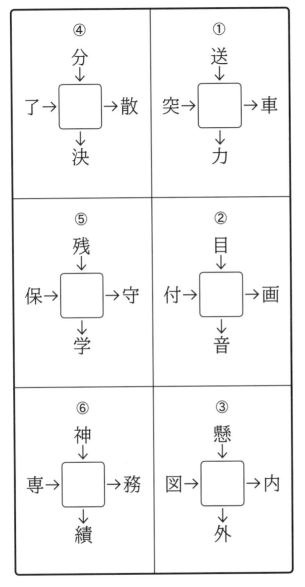

作文 196日目

今日の課題

学習日　月　日

目標 2分30秒

かかった時間　分　秒

次の言葉をすべて使って、短文を作りましょう。

「腕をふるう」（ふるって、ふるった等も可）

「教育」

「未来」

ヒント

腕をふるう……自分の腕前・能力を存分に披露する。

先生のアドバイス

二種類以上の料理を同時に作ってみましょう。効率よく調理しようとすることが、脳を活性化させます。

200ページの答え
①ゆいいつ　②きょうゆ　③がんしょう　④せんさい　⑤てこ　⑥珍味
⑦抗菌　⑧嫌気　⑨山荘　⑩狩　脳チャレ！…「ゆいのう」

基礎トレ

197日目

一歩ずつ着実に

学習日　月　日

目標 1分

かかった時間　分　秒

正答数　/10

――線は読みがなを、□には漢字を書きましょう。

① 資源の枯渇を危惧する。（　）
② 実験で硫酸を取り扱う。（　）
③ 鉢巻をきつく締める。（　）
④ ご静粛にお願いします。（　）
⑤ 穏やかな流れ。（　）

⑥ ある企画案を□□《さいよう》する。
⑦ 世界大会が□□《かいまく》する。
⑧ □□《ほうてい》に立って証言する。
⑨ □□《しぶがき》を庭先に干す。
⑩ 同じ言葉を二回□《く》り返す。

脳チャレ!
「一睡の夢」「一炊の夢」正しいのはどっち？

201ページの答え ①風　②録　③案　④解　⑤留　⑥業

基礎トレ

198日目

思えば遠くへ来たもんだ

学習日　月　日

目標　1分

かかった時間　分　秒

正答数　/10

――線は読みがなを、□には漢字を書きましょう。

① 奇妙な形の深海生物。（　　）
② 毎朝柔軟運動をする。（　　）
③ 勅命の内容を知る。（　　）
④ 管轄の陸運局へ行く。（　　）
⑤ 途中から順番が狂う。（　　）

⑥ □□《せんぬ》きで蓋を開ける。
⑦ □□《もめん》のハンカチーフ。
⑧ □□《たんてい》を雇って調査する。
⑨ □□《ぼんおど》りに参加する。
⑩ 生活の不満を□《うった》える。

脳チャレ！
「縮小」「縮少」正しいのはどっち？

202ページの➡答え
（例）昨今の教育事情を考慮し、子どもたちの未来が明るいものになるよう、塾の経営に腕をふるった。

音読

199日目

できる　できる！

学習日　月　日

目標　2分

かかった時間　分　秒

正答数　/7

次の文章を声に出して読みましょう。——線は読みがなを、カタカナは漢字を書きましょう。

新二郎　まあ、お待ちまあせ。兄さんが厭《いや》だというのなら僕がどうにかしてあげます。兄さんだって親子ですから、今に①キゲンの直ることがあるでしょう。お待ちまあせ。僕がどなことをしても養うて上げますから。

賢一郎　新二郎！　お前はその人になんぞ②セワになったことがあるのか。俺はまだその人から拳骨《げんこつ》の一つや二つは貰《もら》ったことがあるが、お前は塵《ちり》一つだって③貰ってはいないぞ。お前の小学校の月謝は誰が出したのだ。お前は誰の④ヨウイクを受けたのじゃ。お前の学校の月謝は、兄さんがしがない給仕の月給から⑤払ってやったのを⑥ワスれたのか。お前や、たねのほんとうの父親《てておや》は俺だ。父親の⑦ヤクメをしたのは俺じゃ。

（菊池寛《きくちかん》『父帰る』）

①　②　③　④　⑤（　　って）　⑥（　　れた）　⑦

203ページの➔答え
①こかつ　②りゅうさん　③はちまき　④せいしゅく　⑤おだ　⑥採用　⑦開幕　⑧法廷　⑨渋柿　⑩繰　脳チャレ！…「一炊の夢」

基礎トレ

200日目

二〇〇日達成！

学習日　月　日

目標　1分

かかった時間　分　秒

正答数　／10

——線は読みがなを、□には漢字を書きましょう。

① 裁判所に出廷する。

② 丈夫な板塀を作る。

③ 看過できない出来事。

④ 海の幸に舌鼓を打つ。

⑤ 愚かだったと反省する。

（　　）（　　）（　　）（　　）（　　）

⑥ 活動の□《きょ》□《てん》を決める。

⑦ □《どう》□《さつ》□《りょく》が優れる。

⑧ 町内で会計を□《たん》□《とう》する。

⑨ 帰りは□《どん》□《こう》列車に乗る。

⑩ 難しい数学パズルを□《と》く。

脳チャレ！

「雪辱を晴らす」「雪辱を果たす」正しいのはどっち？

204ページの答え
①きみょう　②じゅうなん　③ちょくめい　④かんかつ　⑤くる　⑥栓抜
⑦木綿　⑧探偵　⑨盆踊　⑩訴　　脳チャレ！…「縮小」

基礎トレ

201日目

スピードを意識して

学習日　月　日

目標　30秒

かかった時間　分　秒

正答数　/10

――線は読みがなを、□には漢字を書きましょう。

① 器具を煮沸消毒する。（　　）

② 詐欺まがいの事をする。（　　）

③ 辺りが静寂に包まれる。（　　）

④ 繭から生糸を生産する。（　　）

⑤ 洗濯したシーツを畳む。（　　）

⑥ そろそろ□□《しおどき》だ。

⑦ □□□《こうけいしゃ》を指名する。

⑧ しっかりと□□《だっすい》する。

⑨ 遠くの空に□□《いなずま》が走る。

⑩ こっそり私腹を□《こ》やしていた。

脳チャレ！

「畑に水をマく。」は「蒔」「撒」のどっち？

205ページの答え　①機嫌　②世話　③げっしゃ　④養育　⑤はら　⑥忘　⑦役目

記憶

202日目

ここまで続けられました

学習日　月　日

目標　1分

かかった時間　分　秒

正答数　／8

二十四節気とは、一年を二十四に等分して、その季節を表した言葉です。二十四節気の順になるように、□に当てはまる言葉を語群から選びましょう。

春	夏	秋	冬
立春《りっしゅん》	立夏《りっか》	立秋《りっしゅう》	立冬《りっとう》
雨水《うすい》	小満《しょうまん》	⑤	小雪《しょうせつ》
①	芒種《ぼうしゅ》	白露《はくろ》	⑦
春分《しゅんぶん》	③	秋分《しゅうぶん》	⑧
清明《せいめい》	小暑《しょうしょ》	寒露《かんろ》	小寒《しょうかん》
②	④	⑥	大寒《だいかん》

立春へ

夏至《げし》・霜降《そうこう》・大雪《たいせつ》・啓蟄《けいちつ》・処暑《しょしょ》・冬至《とうじ》・穀雨《こくう》・大暑《たいしょ》

脳チャレ！

「□人薄命」の□に入るのは「家」「佳」のどっち？

206ページの答え

①しゅってい　②いたべい　③かんか　④したつづみ　⑤おろ　⑥拠点
⑦洞察力　⑧担当　⑨鈍行　⑩解　脳チャレ！…「雪辱を果たす」

漢字パズル

203日目

推理力を鍛える

学習日　月　日

目標　1分

かかった時間　分　秒

正答数　／6

次の虫食いになっている漢字は何という四字熟語でしょうか。漢字で書きましょう。

① 国□連□

② 日□銀□

③ 民□放□

④ 入□試□

⑤ 特別急□

⑥ 高□□校

207ページの答え
①しゃふつ　②さぎ　③せいじゃく　④まゆ　⑤たた　⑥潮時　⑦後継者
⑧脱水　⑨稲妻　⑩肥　　脳チャレ！…「撤」

基礎トレ

204日目

エンジン全開で！

学習日　月　日

目標　1分

かかった時間　分　秒

正答数　/10

――線は読みがなを、□には漢字を書きましょう。

① 自由奔放な生活だ。（　　）

② 敵からの逆襲を受ける。（　　）

③ 駄弁を弄する。（　　）

④ 虚偽の申告をする。（　　）

⑤ 海の上を漂う。（　　）

⑥ ヨーロッパ□□《しょこく》の旅。

⑦ □□《けんぽう》が定められる。

⑧ □□□《ぎもんてん》を解決する。

⑨ □□□《けいこうとう》を交換する。

⑩ □《きよ》らかな水だ。

脳チャレ！

「首脳」「主脳」正しいのはどっち？

208ページの答え

①啓蟄《けいちつ》　②穀雨《こくう》　③夏至《げし》　④大暑《たいしょ》　⑤処暑《しょしょ》　⑥霜降《そうこう》　⑦大雪《たいせつ》　⑧冬至《とうじ》

脳チャレ！…「佳」

基礎トレ

205日目

自分のペースでしっかり！

学習日　月　日

目標　1分

かかった時間　分　秒

正答数　／10

――線は読みがなを、□には漢字を書きましょう。

① 全力疾走で逃げる。（　　）

② 暗礁に乗り上げる。（　　）

③ 裁判を傍聴する。（　　）

④ 留学費用を捻出する。（　　）

⑤ ギャンブルに溺れる。（　　）

⑥ 町内運動会を□□《えんき》する。

⑦ 飛行機の□□《もけい》を作る。

⑧ □□《ちゅうこく》に耳を傾ける。

⑨ 人に□□《きがい》を及ぼす虫。

⑩ 部屋が□《ち》らかっている。

脳チャレ！

「□の手も借りたい」
□に入る言葉は何？

209ページの答え
①国際連合　②日本銀行　③民間放送　④入学試験　⑤特別急行
⑥高等学校

音読

206日目

ちょっとした待ち時間に

学習日　月　日

目標 2分

かかった時間　分　秒

正答数　/7

次の文章を声に出して読みましょう。――線は読みがなを、カタカナは漢字を書きましょう。

ジョバンニは、口笛を①フいているようなさびしい口付きで、檜《ひのき》のまっ黒にならんだ町の坂をおりて来たのでした。

坂の下に大きな一つの街燈《がいとう》が、青白く②立派に光って立っていました。ジョバンニが、どんどん電燈《でんとう》の方へ下りて行きますと、いままでばけもののように、長くぼんやり、うしろへ引いていたジョバンニの③影ぼうしは、だんだん④濃く黒くはっきりなって、足をあげたり手を⑤フったり、ジョバンニの横の方へまわって来るのでした。

(ぼくは立派な⑥キカンシャだ。ここは⑦勾配だから速いぞ。ぼくはいまその電燈を通り越《こ》す。そうら、こんどはぼくの影法師はコンパスだ。あんなにくるっとまわって、前の方へ来た。)

宮澤賢治《みやざわけんじ》『銀河鉄道の夜』)

① [　]いて

② (　)

③ (　)

④ (　)く

⑤ [　]ったり

⑥ [　][　][　]

⑦ (　)

210ページの➡答え　①ほんぽう　②ぎゃくしゅう　③だべん　④きょぎ　⑤ただよ　⑥諸国　⑦憲法　⑧疑問点　⑨蛍光灯　⑩清　脳チャレ!…「首脳」

基礎トレ

207日目

まだまだ力は伸びる

学習日　月　日

目標 1分

かかった時間　分　秒

正答数　/10

——線は読みがなを、□には漢字を書きましょう。

① 化粧をして出掛ける。（　　）

② お宝を鑑定する。（　　）

③ ドラマの殉職シーン。（　　）

④ 参加する旨を伝える。（　　）

⑤ ブーツで足が蒸れる。（　　）

⑥ □《ちゅう》返りの曲芸。

⑦ □《たん》□《じょう》□《び》を尋ねる。

⑧ 支持する□《せい》□《とう》を決める。

⑨ □《てつ》□《ぼう》が得意な少年。

⑩ 晴れた日は畑を□《たがや》す。

脳チャレ！

「心□一転」の□に入るのは「機」「気」のどっち？

211ページの➡答え
①しっそう　②あんしょう　③ぼうちょう　④ねんしゅつ　⑤おぼ　⑥延期　⑦模型　⑧忠告　⑨危害　⑩散　脳チャレ！…「猫」

基礎トレ

208日目

本領発揮といきますか

学習日　月　日

目標 30秒

かかった時間　分　秒

正答数　／10

——線は読みがなを、□には漢字を書きましょう。

① 絵の巧拙は問わない。

② 叔父の家は東京にある。

③ 内容を吟味する。

④ 古新聞を紐でしばる。

⑤ 寒さで体が凍える。

⑥ 登録が□□《まっしょう》される。

⑦ □□《かんしゅう》を魅了する演技。

⑧ □□《ぞうき》提供の意思表示。

⑨ 平安時代の□□□《えまきもの》。

⑩ 自分の意見を他人に□《し》いる。

脳チャレ!

「○ん○ん○ん」の○にひらがなを入れて、言葉を作りましょう。

212ページの答え
①吹　②りっぱ　③かげ　④こ　⑤振　⑥機関車　⑦こうばい

発想
209日目

直感を頼りに

学習日　月　日

目標 30秒　かかった時間　分　秒

正答数　／4

次の言葉を言い換えた二字熟語を、語群の漢字を組み合わせて書きましょう。

①システム

②シンボル

③サポート

④アート

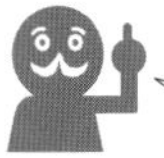

御・術・徴・支・象・援・制・芸

発想
210日目

語群がヒント

学習日　月　日

目標 30秒　かかった時間　分　秒

正答数　／4

次の言葉を言い換えた二字熟語を、語群の漢字を組み合わせて書きましょう。

①クラシック

②サイエンス

③トレンド

④ポジション

学・行・立・古・科・流・典・場

213ページの➡答え
①けしょう　②かんてい　③じゅんしょく　④むね　⑤む　⑥宙　⑦誕生日
⑧政党　⑨鉄棒　⑩耕　脳チャレ！…「機」

基礎トレ

211日目

頭も体も動かそう！

学習日　月　日

目標　1分

かかった時間　分　秒

正答数　／10

――線は読みがなを、□には漢字を書きましょう。

① 何度も苦汁をなめた。（　　）

② 人権を侵害する行為。（　　）

③ 親戚の家に居候する。（　　）

④ 精算前に割引券を出す。（　　）

⑤ 係員の指示に従う。（　　）

⑥ □《しき》□《さい》のセンスを磨く。

⑦ □《こう》□《てつ》でできた構造材。

⑧ 組合に□《か》□《めい》する。

⑨ 日本の□《しょう》□《らい》を論じる。

⑩ 時計が五時を□《つ》げる。

脳チャレ！

「解熱」は、何と読むでしょう？

214ページの答え

①こうせつ　②おじ　③ぎんみ　④ひも　⑤ここ　⑥抹消　⑦観衆　⑧臓器　⑨絵巻物　⑩強

脳チャレ！…「新幹線（しんかんせん）・とんちんかん・天津飯（てんしんはん）など」

基礎トレ

212日目

徐々に難易度があがります

学習日　月　日

目標 1分

かかった時間　分　秒

正答数　／10

――線は読みがなを、□には漢字を書きましょう。

① 事件の核心に迫る。（　　）

② 来月上旬に発送する。（　　）

③ 目上の人に敬語で話す。（　　）

④ 恒久の平和を願う。（　　）

⑤ すぐに謝りに行く。（　　）

⑥ □□《きぞく》の食生活を調べる。

⑦ □□《ひょうし》抜けする結果。

⑧ 野球の試合を□□《ちゅうけい》する。

⑨ □□□《ちょうきょり》を走る。

⑩ 流れに□《さか》らって泳ぐ。

脳チャレ！

「英語をシュウトクする。」は「習得」「修得」のどっち？

215ページの➡答え
209日目　①制御　②象徴　③支援　④芸術
210日目　①古典　②科学　③流行　④立場

音読

213日目

ときには休憩も必要

学習日　月　日

目標　2分

かかった時間　分　秒

正答数　/7

次の文章を声に出して読みましょう。また、——線は読みがなを書きましょう。

春は曙①。やうやう白くなりゆく山際②、すこしあかりて、紫③だちたる雲の細くたなびきたる。夏は夜。月の頃はさらなり、闇④もなほ、蛍⑤の多く飛びちがひたる。また、ただ一つ二つなど、ほのかにうち光りて行くもをかし。雨など降るもをかし。秋は夕暮《ゆうぐれ》。夕日のさして山端《やまのは》いと近うなりたるに、烏⑥の寝所《ねどころ》へ行くとて、三つ四つ、二つ三つなど、飛び急ぐさへあはれなり。まいて雁⑦などのつらねたるが、いと小さく見ゆるは、いとをかし。日入りはてて、風の音、虫の音など、はた言ふべきにあらず。

（『枕草子』）

①

②

③

④

⑤

⑥

⑦

216ページの答え
①くじゅう　②しんがい　③いそうろう　④せいさん　⑤したが　⑥色彩　⑦鋼鉄　⑧加盟　⑨将来　⑩告　脳チャレ！…「げねつ」

基礎トレ

214日目

今日はこんな問題です

学習日　月　日

目標　1分

かかった時間　分　秒

正答数　／10

――線は読みがなを、□には漢字を書きましょう。

① 見たものを列挙する。（　　）

② 猛暑で体がばてる。（　　）

③ 技術を継承する。（　　）

④ 夜露が降りる。（　　）

⑤ 慰めの言葉もない。（　　）

⑥ 研究室で□□《じっけん》する。

⑦ 内容を□□《かんたん》に説明する。

⑧ 文字を□□《かくだい》する。

⑨ □□□《はくぶつかん》の学芸員。

⑩ 親知らずを□《ぬ》く。

脳チャレ！

「召喚」「召換」正しいのはどっち？

217ページの➡答え　①かくしん　②じょうじゅん　③けいご　④こうきゅう　⑤あやま　⑥貴族　⑦拍子　⑧中継　⑨長距離　⑩逆　脳チャレ！…「習得」

基礎トレ

215日目

コーヒーでも飲みながら

学習日　月　日

目標　30秒

かかった時間　分　秒

正答数　／10

脳チャレ!

「怒り心頭に発する」「怒り心頭に達する」正しいのはどっち？

——線は読みがなを、□には漢字を書きましょう。

① 夏に避暑地へ行く。（　　）

② 批判を受け止める。（　　）

③ 陛下に拝謁する。（　　）

④ 不景気が致命傷になる。（　　）

⑤ 氷をハンマーで砕く。（　　）

⑥ 幼児が□《き》□《げん》よく遊ぶ。

⑦ 芸能界は□《み》□《ち》の世界だ。

⑧ 十年の□《さい》□《げつ》が過ぎる。

⑨ □《ない》□《かく》総理大臣。

⑩ 真実とは□《こと》なる。

218ページの答え ①あけぼの　②やまぎわ　③むらさき　④やみ　⑤ほたる　⑥からす　⑦かり

漢字パズル

216日目

誰にでも間違いはある

学習日　月　日

目標 1分

かかった時間　分　秒

漢数字を小さい値の順に通って、ゴールを目指しましょう。

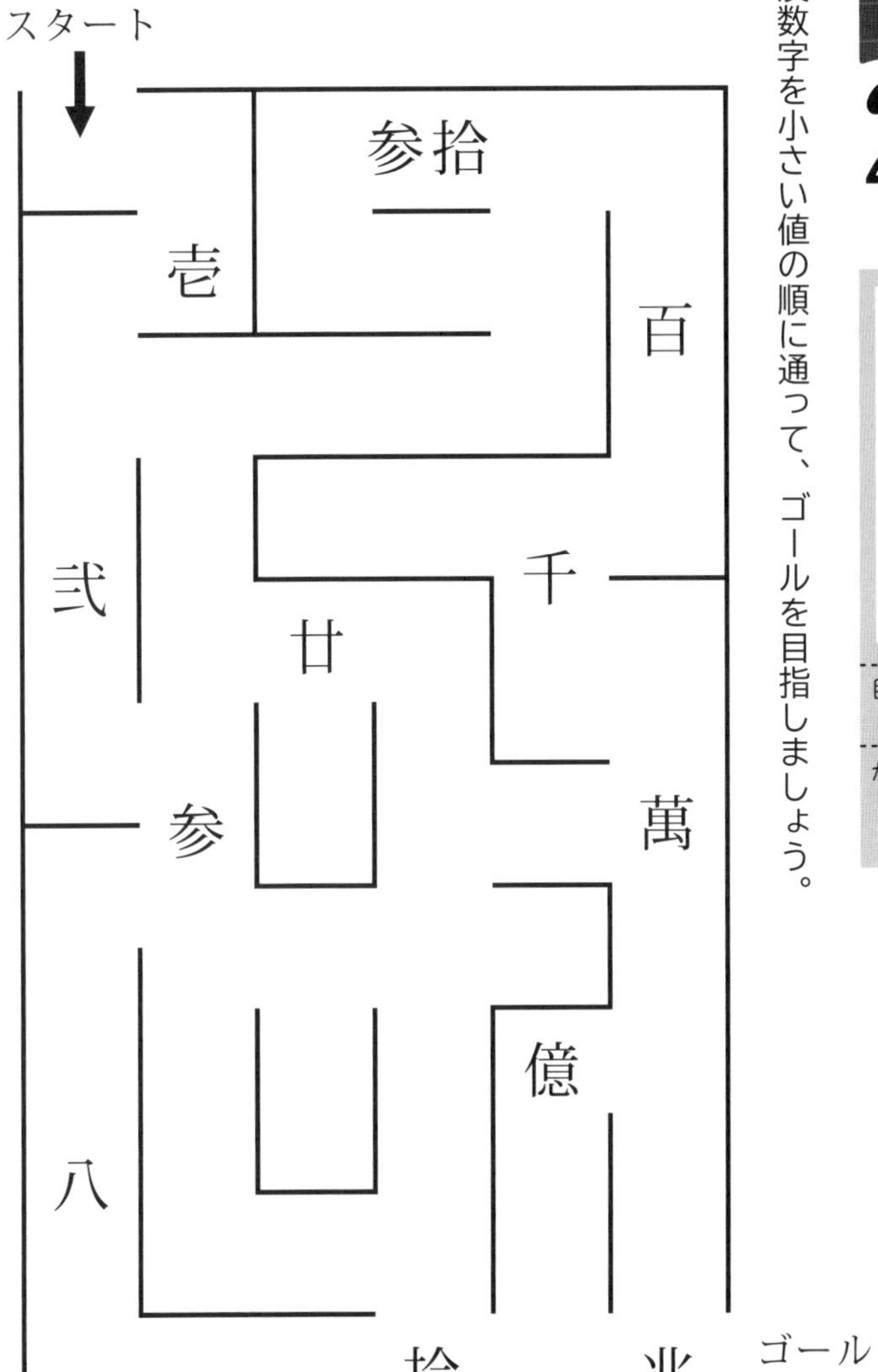

※同じ道を二回以上通ったり、交差することはありません。

219ページの答え
①れっきょ　②もうしょ　③けいしょう　④よつゆ　⑤なぐさ　⑥実験　⑦簡単　⑧拡大　⑨博物館　⑩抜　脳チャレ！…「召喚」

記憶

217日目

脳の未来のために

学習日　月　日

目標 1分

かかった時間　分　秒

正答数　／8

次は鳥を表す漢字です。それぞれの読み方を後の語群から選んで書きましょう。

①雀（　　）

②燕（　　）

③隼（　　）

④鵜（　　）

⑤雉（　　）

⑥梟（　　）

⑦鳶（　　）

⑧鶉（　　）

はやぶさ・とび・う・つばめ・すずめ・きじ・うずら・ふくろう

脳チャレ！

「金科玉□」の□に入るのは「条」「情」のどっち？

220ページの➡答え
①ひしょち　②ひはん　③へいか　④ちめいしょう　⑤くだ　⑥機嫌　⑦未知　⑧歳月　⑨内閣　⑩異　脳チャレ！…「怒り心頭に発する」

基礎トレ

218日目

潜在"脳"力を引き出す

学習日　月　日

目標　1分

かかった時間　分　秒

正答数　/10

――線は読みがなを、□には漢字を書きましょう。

① 師弟の絆が固い。（　）

② 下級生の模範となる。（　）

③ 俗悪な記事が書かれる。（　）

④ 薄皮を慎重にはがす。（　）

⑤ 主人公の境遇を哀れむ。（　）

⑥ □□《ぼんじん》には真似できない。

⑦ □□《のうみつ》な時間を過ごす。

⑧ 朝まで□□《とうろん》が続く。

⑨ 町内の□□《やくわり》を分担する。

⑩ 無駄遣いを□《へ》らす。

脳チャレ！

「豪華絢爛」は、何と読むでしょう？

221ページの答え　壱→弐→参→八→拾→廿（にじゅう）→参拾→百→千→萬→億→兆

基礎トレ

219日目

いつもていねいに

学習日　月　日

目標　1分

かかった時間　分　秒

正答数　／10

――線は読みがなを、□には漢字を書きましょう。

① 長期休暇に旅行する。（　）

② 続編を一挙に公開する。（　）

③ 応援団に入る。（　）

④ 品物を現金に換える。（　）

⑤ 一番風呂を弟に譲る。（　）

⑥ □□《まいばん》お酒を楽しむ。

⑦ 紙の表面に□□《こうたく》がある。

⑧ 左右□□《たいしょう》の文字。

⑨ ギャグで□□《ばくしょう》に包まれた。

⑩ □□《しんさ》は厳正に行われた。

脳チャレ！

「テキセイな価格で購入する。」は「適性」「適正」のどっち？

222ページの答え

①すずめ　②つばめ　③はやぶさ　④う　⑤きじ　⑥ふくろう　⑦とび　⑧うずら　脳チャレ！…「金科玉条」

音読

220日目

自分をねぎらいながら

学習日　月　日

目標 2分

かかった時間　分　秒

正答数　/7

次の文章を声に出して読みましょう。——線は読みがなを、カタカナは漢字を書きましょう。

私《わたくし》はその人を常に先生とヨ①んでいた。だからここでもただ先生と書くだけで本名は打ち明けない。これは世間を憚《はば》かる遠慮②というよりも、その方が私にとってシゼン③だからである。私はその人のキオク④を呼び起すごとに、すぐ「先生」といいたくなる。筆を執⑤っても心持《こころもち》は同じ事である。よそよそしい頭文字《かしらもじ》などはとても使う気にならない。

私が先生と知り合いになったのは鎌倉《かまくら》である。その時私はまだ若々しい書生であった。暑中休暇⑥を利用して海水浴に行った友達からぜひ来いという端書《はがき》を受け取ったので、私は多少の金を工面⑦して、出掛ける事にした。

（夏目《なつめ》漱石《そうせき》『こころ』）

① □んで
② （　　）
③ □□
④ □□
⑤ （　　）っても
⑥ （　　）
⑦ （　　）

先生のアドバイス

ストレッチやウォーキングは、血流をよくするため、脳にとてもよいです。

223ページの➔答え
①してい　②もはん　③ぞくあく　④しんちょう　⑤あわ　⑥凡人
⑦濃密　⑧討論　⑨役割　⑩減　脳チャレ！…「ごうかけんらん」

基礎トレ

221日目

難しくない難しくない

学習日　月　日

目標 1分

かかった時間　分　秒

正答数　／10

——線は読みがなを、□には漢字を書きましょう。

① 優れた人材を輩出する。（　　）

② 酒の味を比較する。（　　）

③ 庶民の窮状を訴える。（　　）

④ 厳正なる抽選で決める。（　　）

⑤ 新しい方法を試みる。（　　）

⑥ 職場で□《きゅう》□《せい》を名乗る。

⑦ □《こめ》□《つぶ》ほどの虫。

⑧ □《とう》□《ひょう》用紙を受け取る。

⑨ □《ほ》□《けつ》選手が出番を待つ。

⑩ 平和を□《いの》って歌を歌う。

脳チャレ！

「徐行」「除行」正しいのはどっち？

224ページの➡答え
①きゅうか　②いっきょ　③おうえんだん　④か　⑤ゆず　⑥毎晩
⑦光沢　⑧対称　⑨爆笑　⑩審査　脳チャレ！…「適正」

基礎トレ

222日目

ゾロ目だ！パート2

学習日　月　日

目標　30秒

かかった時間　分　秒

正答数　／10

――線は読みがなを、□には漢字を書きましょう。

① 荒野を開拓する。（　　）

② 真実と相違がある。（　　）

③ 物騒な世の中だ。（　　）

④ 瑞々しい筆致だ。（　　）

⑤ 著しい発展を遂げる。（　　）

⑥ □□《ざつよう》を買って出る。

⑦ □□《さいぜん》の策をとる。

⑧ 団長に□□《せんにん》される。

⑨ 人の気持ちに□□《きょうかん》する。

⑩ □《はじ》けるレモンの香り。

脳チャレ！

「ひょうたんから□」□に入る言葉は何？

225ページの答え　①呼　②えんりょ　③自然　④記憶　⑤と　⑥きゅうか　⑦くめん

漢字パズル

223日目

全問正解できるかな

学習日　月　日

目標 2分30秒

かかった時間　分　秒

正答数　/6

四つの熟語ができるように、中央の□に漢字を入れましょう。ただし、熟語は矢印の方向に読みます。

①
体↓
保→□→成
↓児

②
絵↓
区→□→像
↓数

③
日↓
会→□→面
↓上

④
賛↓
褒→□→人
↓女

⑤
称↓
記→□→外
↓泣

⑥
小↓
諸→□→教
↓明

226ページの➡答え
①はいしゅつ　②ひかく　③きゅうじょう　④ちゅうせん　⑤こころ
⑥旧姓　⑦米粒　⑧投票　⑨補欠　⑩祈　　脳チャレ！…「徐行」

作文

224日目

一つ一つたしかめる

学習日　月　日

目標 2分30秒

かかった時間　分　秒

次の言葉をすべて使って、短文を作りましょう。

「ボケ防止」
「大型船舶」
「一世一代」

ヒント
一世一代……人生の中で一度きり。一生のうち二度とないような重大なこと。

一つ文ができたら、同じ言葉を使って、もう一つ、別の作文に挑戦してみましょう。

227ページの➡答え
①こうや　②そうい　③ぶっそう　④ひっち　⑤いちじる　⑥雑用　⑦最善
⑧選任　⑨共感　⑩弾　　脳チャレ！…「駒」

基礎トレ

225日目

使わないと衰えます

学習日　月　日

目標　1分

かかった時間　分　秒

正答数　／10

——線は読みがなを、□には漢字を書きましょう。

①試合前に円陣を組む。（　　）

②罵倒される。（　　）

③懇親会を開く。（　　）

④資格要件を満たす。（　　）

⑤他民族を虐げる。（　　）

⑥□□《しょうち》致しました。

⑦生徒を□□《しどう》する。

⑧大阪城の□□□《てんしゅかく》。

⑨二両□□《へんせい》の電車に乗る。

⑩鹿の□《む》れに出くわす。

脳チャレ！

「他国の領土をオカす。」は「侵」「犯」のどっち？

228ページの➡答え　①育　②画　③誌　④美　⑤号　⑥説

基礎トレ

226日目

毎日が勝負！

学習日　月　日

目標　1分

かかった時間　分　秒

正答数　／10

――線は読みがなを、□には漢字を書きましょう。

① 復位に闘志を燃やす。（　　）

② 抽選に外れ落胆する。（　　）

③ 雷雲が発生する。（　　）

④ 法を狭義に解釈する。（　　）

⑤ 新しい場所へ赴く。（　　）

⑥ □□《ぎゃっきょう》に負けない。

⑦ □□《こうがい》の一軒家に住む。

⑧ 交渉が□□《しゅび》よくまとまる。

⑨ 父親の□□《おもかげ》がある。

⑩ □《いさぎよ》く諦める。

脳チャレ！

「試練」「試連」正しいのはどっち？

229ページの答え

（例）ボケ防止に役立つ策はないものかと一世一代の知恵をしぼり、大型船舶の絵を描くことに決めた。

音読

227日目

声に出すとやる気アップ！

学習日　月　日

目標 2分

かかった時間　分　秒

正答数　／7

次の文章を声に出して読みましょう。――線は読みがなを、カタカナは漢字を書きましょう。

蓮華寺《れんげじ》では下宿を①兼ねた。瀬川丑松《せがわうしまつ》が急に転宿《やどがえ》を思い立って、②カリることにした部屋というのは、その蔵裏《くり》つづきにある二階の角のところ。寺は信州下水内郡飯山町《しもみのちごおりいいやままち》二十何ヶ寺の一つ、真宗に附属する古刹《こせつ》で、丁度《ちょうど》その二階の窓に倚凭《よりかか》って眺めると、③銀杏の大木を経《へ》て飯山の町の一部分も見える。さすが信州第一の仏教の地、古代を眼前《めのまえ》に見るような小都会、④奇異な北国風の屋造《やづくり》、板葺《いたぶき》の屋根、または冬期の雪除《ゆきよけ》として使用する特別の軒庇《のきびさし》から、ところどころに高く顕《あらわ》れた寺院と樹木の⑤梢まで――すべて旧《ふる》めかしい町の光景《ありさま》が香の烟《けむり》の中に⑥ツツまれて見える。ただ一際目立ってこの窓から望まれるものと言へば、現に丑松が⑦奉職して居るその小学校の白く塗った建築物《たてもの》であった。

（島崎藤村《しまざきとうそん》『破戒《はかい》』）

① （　　）ねた
② □りる
③ （　　）
④ （　　）
⑤ （　　）
⑥ □まれて
⑦ （　　）

230ページの➡答え
①えんじん　②ばとう　③こんしんかい　④ようけん　⑤しいた　⑥承知
⑦指導　⑧天守閣　⑨編成　⑩群　脳チャレ！…「侵」

基礎トレ

228日目

学習日　月　日

自分の脳を信じて

目標 1分

かかった時間　分　秒

正答数　/10

――線は読みがなを、□には漢字を書きましょう。

①肌の露出が多い衣服。（　　）

②硬式テニスの選手。（　　）

③新規事業が挫折する。（　　）

④屏風に美しい絵を描く。（　　）

⑤布を裂く。（　　）

⑥長編□□《しょうせつ》を一気に読む。

⑦□□《ふつう》の生活が一番だ。

⑧皆の前で自己□□《しょうかい》する。

⑨□□□《てんぼうだい》から臨む。

⑩両面テープで□《は》り付ける。

脳チャレ！

「一身同体」「一心同体」正しいのはどっち？

231ページの➡答え　①とうし　②らくたん　③らいうん　④きょうぎ　⑤おもむ　⑥逆境　⑦郊外　⑧首尾　⑨面影　⑩潔　脳チャレ！…「試練」

手軽に脳トレーニング

学習日　月　日

目標　30秒

かかった時間　分　秒

正答数　／10

——線は読みがなを、□には漢字を書きましょう。

① 時々孤独を感じる。（　　）

② 車椅子を貸し出す。（　　）

③ 相互理解が欠かせない。（　　）

④ 新たに罰則を設ける。（　　）

⑤ 悔いなく試合を終える。（　　）

⑥ 新しい制度を□《どう》□《にゅう》する。

⑦ 両軍が□《げき》□《とつ》した。

⑧ 現場の様子を□《しゅ》□《ざい》する。

⑨ 街頭で□《しょ》□《めい》を集める。

⑩ □《よく》□《じつ》に雨が止む。

脳チャレ！

「責任追□」の□に入るのは「求」「及」のどっち？

232ページの答え
①か　②借　③いちょう　④きい　⑤こずえ　⑥包　⑦ほうしょく
＊「銀杏」は「ぎんなん」とも読みます。

発想

230日目

たんたんとこなす

学習日　月　日

目標　2分

かかった時間　分　秒

正答数　／5

次の絵で連想される二字熟語を、それぞれ二つ以上書きましょう。

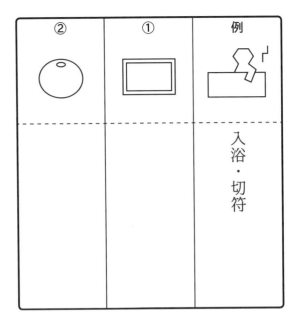

例

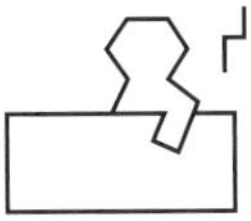

入浴・切符

①

②

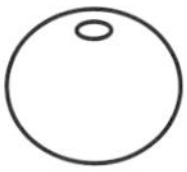

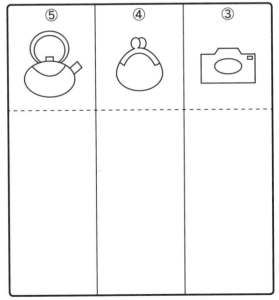

③

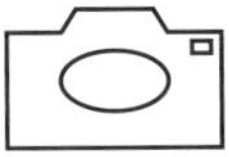

④

⑤

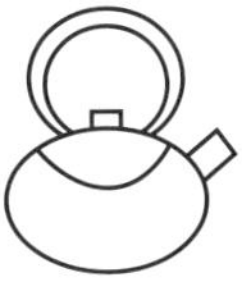

頭をやわらかく

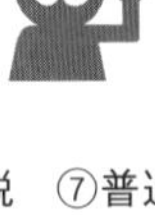

233ページの➡答え　①ろしゅつ　②こうしき　③ざせつ　④びょうぶ　⑤さ　⑥小説　⑦普通　⑧紹介　⑨展望台　⑩貼　　脳チャレ！…「一心同体」

記憶

231日目

ドリルで老化をストップ

学習日　月　日

目標　1分

かかった時間　分　秒

正答数　／8

日本の歴史上のことがらに関する言葉です。語群の漢字を組み合わせて書きましょう。

①大日本□□憲法

②関□自主権の回復

③□州事変

④国□総動員法

⑤□□洋戦争

⑥ポツダム□□受諾

⑦日米□全□障条約

⑧国際□合

帝　安　連　満　家　太　宣　平　言　国　保　税

脳チャレ！

「一挙両□」の□に入るのは「徳」「得」のどっち？

234ページの答え
①こどく　②くるまいす　③そうご　④ばっそく　⑤く　⑥導入　⑦激突
⑧取材　⑨署名　⑩翌日　脳チャレ！…「及」

基礎トレ 232日目

雨の日も風の日も

学習日　月　日

目標 1分

かかった時間　分　秒

正答数　／10

──線は読みがなを、□には漢字を書きましょう。

①モーツァルトの楽譜。（　　）

②継続することが大事だ。（　　）

③有名な刀工の作品。（　　）

④アイデアが満載の本だ。（　　）

⑤荷卸しをする。（　　）

⑥ビデオで□□《さつえい》する。

⑦名古屋駅を□□《けいゆ》する。

⑧急な訪問に□□《こんわく》する。

⑨□□《もくぞう》二階建ての家。

⑩旅行に□《さそ》われる。

脳チャレ！

「魔術師手術中」を早口で五回言ってみましょう。

235ページの➔答え
例①画面・二重・窓枠　②果実・蜜柑・陶芸　③撮影・機器・機械
④財布・小銭・指輪　⑤急須・人形・鉄瓶

基礎トレ

233日目

よくぞページを開いてくれた

学習日　月　日

目標　1分

かかった時間　分　秒

正答数　／10

――線は読みがなを、□には漢字を書きましょう。

① 子供を虐待から守る。（　　）

② 威勢のよい掛け声。（　　）

③ 岬にある大きな屋敷。（　　）

④ 幾分気が引ける。（　　）

⑤ 衣類を陰干しする。（　　）

⑥ 流行の□《か》□《よう》□《きょく》だ。

⑦ □《ね》□《ぼう》しないで起きる。

⑧ 電話番号を□《き》□《おく》する。

⑨ 身の□《たけ》に合った暮らしだ。

⑩ 娘は□《よ》□《わた》り上手だ。

脳チャレ！

「必須」は、何と読むでしょう？

236ページの答え

①帝国　②税　③満　④家　⑤太平　⑥宣言　⑦安・保　⑧連

脳チャレ！…「得」

音読

234日目

今日は場所を変えてみて

学習日　月　日

目標 2分

かかった時間　分　秒

正答数　/7

次の文章を声に出して読みましょう。――線は読みがなを、カタカナは漢字を書きましょう。

スウプのいただきかたにしても、私たちなら、お皿の上にすこしうつむき、そうしてスプウンを横に持ってスウプを掬《すく》い、スプウンを横にしたまま口元に運んでいただくのだけれども、お母さまは左手のお指を軽くテーブルの縁①にかけて、上体をかがめる事も無く、お顔をしゃんと挙②げて、お皿をろくに見もせずスプウンを横にしてさっと掬って、それから、燕③のように、とでもケイヨウ④したいくらいに軽くアザ⑤やかにスプウンをお口と直角になるように持ち運んで、スプウンの尖端《せんたん》から、スウプをお唇⑥のあいだに流し込⑦むのである。

（太宰治《だざいおさむ》『斜陽』）

①（　　）

②（　　）げて

③（　　）

④［　　］

⑤［　］やかに

⑥（　　）

⑦（　　）む

先生のアドバイス

スピードを上げて音読をすると、脳に負荷がかかり、より効果的なトレーニングになります。

237ページの➔答え
①がくふ　②けいぞく　③とうこう　④まんさい　⑤おろ　⑥撮影　⑦経由　⑧困惑　⑨木造　⑩誘

基礎トレ 235日目

速く、そして正確に

学習日　月　日

目標 1分

かかった時間　分　秒

正答数　/10

——線は読みがなを、□には漢字を書きましょう。

① 勝利の祝杯をあげる。（　　）

② 痛烈な一言を浴びせる。（　　）

③ 争いに敗れ閑職に退く。（　　）

④ プロの腕前を披露する。（　　）

⑤ 子供に慕われている。（　　）

⑥ □□《でんとう》工芸品を買う。

⑦ 本人に病名を□□《こくち》する。

⑧ 店でワインを□□《しいん》する。

⑨ 赤ちゃんの□□□《りにゅうしょく》。

⑩ □《すべ》りやすい床に気をつける。

脳チャレ!

「ドウシを募って反旗を翻す。」は「同士」「同志」のどっち？

238ページの➔答え
①ぎゃくたい　②いせい　③やしき　④いくぶん　⑤かげぼ　⑥歌謡曲　⑦寝坊　⑧記憶　⑨丈　⑩世渡　脳チャレ！…「ひっす」

236日目

急げ急げ！

学習日　月　日

目標　30秒

かかった時間　分　秒

正答数　／10

——線は読みがなを、□には漢字を書きましょう。

① **神妙**な顔で打ち明ける。（　　）

② 年初めの**歌舞伎**の公演。（　　）

③ 悪の**権化**を成敗する。（　　）

④ 家の前の**道幅**が狭い。（　　）

⑤ 同じパターンに**飽**きる。（　　）

⑥ 学生の就職を□《し》□《えん》する。

⑦ □《しょく》□《よく》が減退する。

⑧ 第三者が□《かい》□《にゅう》する。

⑨ □《もの》□《ごし》が柔らかな客だ。

⑩ 風邪を引き鼻水を□《た》らす。

脳チャレ！

「折半」「切半」正しいのはどっち？

239ページの答え
①ふち　②あ　③つばめ　④形容　⑤鮮　⑥くちびる　⑦こ

漢字パズル

237日目

線でつながった□に同じ漢字を入れて、二字〜四字熟語を完成させましょう。

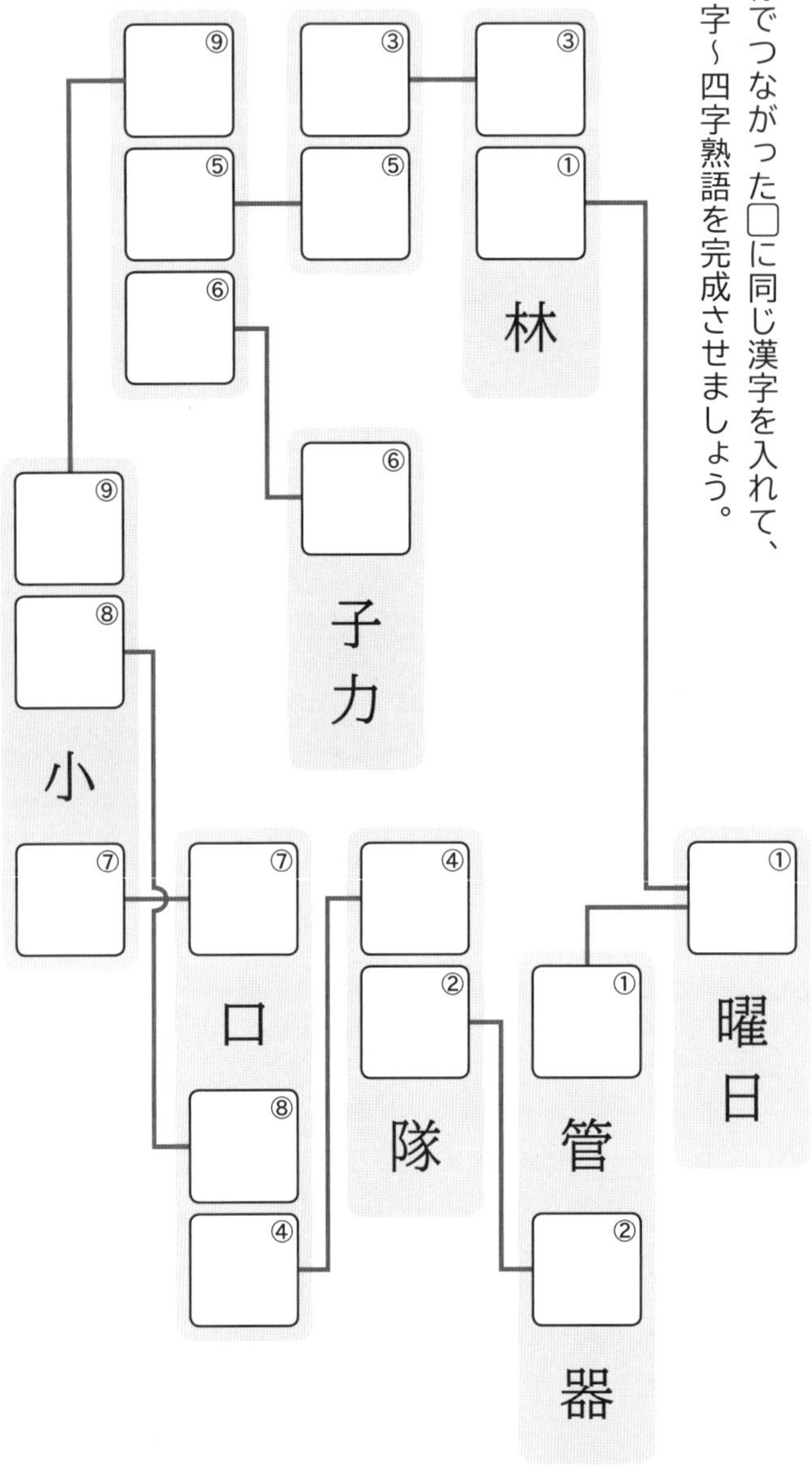

パッと判断

学習日　月　日

目標　2分

かかった時間　分　秒

正答数　/9

先生のアドバイス

短時間で解くように意識してみましょう。解答時間を意識することが、より脳のはたらきを促します。

240ページの➡答え

①しゅくはい　②つうれつ　③かんしょく　④うでまえ　⑤した　⑥伝統　⑦告知　⑧試飲　⑨離乳食　⑩滑　脳チャレ！…「同志」

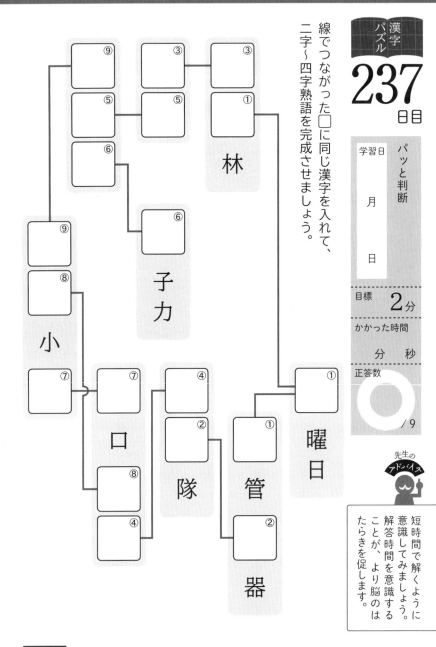

記憶 238日目

楽しみながら

学習日　月　日

目標 2分

かかった時間　分　秒

正答数　/11

□に当てはまる漢字を下の語群から選んで書き、中華料理メニューを完成させましょう。

MENU

中華の一品！

① 餃□《ギョーザ》

③ □売《シューマイ》

⑤ 小籠□《ショーロンポー》

おつまみに!!

② 棒棒□《バンバンジー》

④ □菜《ザーサイ》

⑥ □焼《チャーシュー》

メインディッシュに！

⑦ 回□肉《ホイコーロー》

⑧ □椒肉絲《チンジャオロース》

⑨ 麻□豆腐《マーボードウフ》

しめの一品！

⑩ □飯《チャーハン》

⑪ □々麺《タンタンメン》

包	搾	鶏	焼
青	担	鍋	炒
	叉	子	婆

脳チャレ！

「一期一□」の□に入るのは「会」「得」のどっち？

241ページの➜答え
①しんみょう　②かぶき　③ごんげ　④みちはば　⑤あ　⑥支援　⑦食欲
⑧介入　⑨物腰　⑩垂　脳チャレ！…「折半」

基礎トレ

239日目

脳には休息もだいじです

学習日　月　日

目標　1分

かかった時間　分　秒

正答数　／10

——線は読みがなを、□には漢字を書きましょう。

① 運営全般の指揮を執る。（　　）

② 窯業が盛んな地域。（　　）

③ 仏教に帰依する。（　　）

④ 虚空を見つめる。（　　）

⑤ 危険を顧みずに進む。（　　）

⑥ 最善の□□《しゅだん》を選ぶ。

⑦ 技術□□《かくしん》がめざましい。

⑧ 夜が白むころ□《とこ》につく。

⑨ 妻への言い□《わけ》を考える。

⑩ 庭の雑草を□《か》る。

脳チャレ！

「溺れる者は□をもつかむ」□に入る言葉は何？

242ページの答え ①木　②楽　③雑　④音　⑤草　⑥原　⑦異　⑧同　⑨大

基礎トレ

240日目

継続は本当に力になります

学習日　月　日

目標　1分

かかった時間　分　秒

正答数　／10

――線は読みがなを、□には漢字を書きましょう。

① 権力に迎合する。（　　）

② 田舎に住処を移す。（　　）

③ 減税に軸足を置く政策。（　　）

④ 脚立を使って作業する。（　　）

⑤ 大きな橋が架かる。（　　）

⑥ □《となり》の客はよく食う客だ。

⑦ 壮絶な□□《さいご》を遂げる。

⑧ 正しい□□《しせい》を意識する。

⑨ □□《のきした》で雨宿りをする。

⑩ □《あわ》てて仕事を終わらせる。

脳チャレ！

「テキカクな指示によって混乱が避けられる。」は「的確」「適格」のどっち？

243ページの答え　①子　②鶏　③焼　④搾　⑤包　⑥叉　⑦鍋　⑧青　⑨婆　⑩炒　⑪担
脳チャレ！…「会」

音読

241日目

お腹から声を出して！

学習日　月　日

目標 2分

かかった時間　分　秒

正答数　／7

次の文章を声に出して読みましょう。――線は読みがなを、カタカナは漢字を書きましょう。

「ジム、あなたはいい子、よく私《わたくし》の言ったことがわかってくれましたね。ジムはもうあなたからあやまって貰《もら》わなくってもいいと言っています。二人は今からいいおトモダチ①になればそれでいいんです。二人とも上手に握手②をなさい。」と先生はにこにこしながら僕達を向《む》かい合せました。僕はでもあんまりカッテ③過ぎるようでもじもじしていますと、ジムはいそいそとぶら下げている僕の手を引張《ひっぱ》り出して堅④く握ってくれました。僕はもうなんといってこの嬉《うれ》しさをアラワ⑤せばいいのか分《わか》らないで、唯《た》だ恥⑥ずかしく笑う外《ほか》ありませんでした。ジムも気持よさそうに、笑顔⑦をしていました。

（有島武郎《ありしまたけお》『一房の葡萄《ぶどう》』）

①（　　）

②（　　）

③（　　）

④（　　）く

⑤（　　）せば

⑥（　　）ずかしく

⑦（　　）

244ページの答え　①しき　②ようぎょう　③きえ　④こくう　⑤かえり　⑥手段　⑦革新　⑧床　⑨訳　⑩刈　脳チャレ！…「わら」

基礎トレ

242日目

はじめた頃はどうでした？

学習日　月　日

目標　1分

かかった時間　分　秒

正答数　／10

――線は読みがなを、□には漢字を書きましょう。

① 思わず吐息をもらす。（　　）

② 証拠品を押収する。（　　）

③ 文書に注釈を入れる。（　　）

④ 芝居だと気づかれた。（　　）

⑤ 思わぬ事故に遭う。（　　）

⑥ やっと帰国の□《と》についた。

⑦ □□《ぶんみゃく》から主張を読む。

⑧ 第一線を退き□□《いんきょ》する。

⑨ 身の□《しょ》し方を考える。

⑩ 野菜を細かく□《きざ》む。

脳チャレ！

「善後策」「前後策」正しいのはどっち？

245ページの答え
①げいごう　②すみか　③じくあし　④きゃたつ　⑤か　⑥隣　⑦最期
⑧姿勢　⑨軒下　⑩慌　　脳チャレ！…「的確」

基礎トレ

243日目

為せば成る!

学習日 月 日

目標 30秒

かかった時間 分 秒

正答数 /10

――線は読みがなを、□には漢字を書きましょう。

① 眩《まぶ》しくて正視できない。（　　）

② 政治的手腕を発揮する。（　　）

③ 恐ろしさに絶叫した。（　　）

④ 解熱剤を使う。（　　）

⑤ 狐に騙される。（　　）

⑥ □□《きりつ》を守って生活する。

⑦ □□《じゅんじょう》な青年に会う。

⑧ 城下町を□□《さんさく》する。

⑨ □□《じょうえい》中の作品を観る。

⑩ 知識が□《とぼ》しく話が続かない。

脳チャレ!

「うろ覚え」「うる覚え」正しいのはどっち?

246ページの答え ①友達 ②あくしゅ ③勝手 ④かた ⑤表 ⑥は ⑦えがお

発想

244日目

学習日　月　日

発想をだいじに

目標 1分　かかった時間　分　秒

正答数　／4

次の言葉で表現される二字熟語を、語群の漢字を組み合わせて書きましょう。

①アシスタント

②セキュリティー

③リアクション

④バーチャル

応・助・想・全・反・安・仮・手

発想

245日目

学習日　月　日

たまにはゆっくりと

目標 1分　かかった時間　分　秒

正答数　／4

次の言葉で表現される二字熟語を、語群の漢字を組み合わせて書きましょう。

①コスト

②トピック

③ディスカッション

④インフォメーション

討・話・報・用・題・論・費・情

247ページの➡答え
①といき　②おうしゅう　③ちゅうしゃく　④しばい　⑤あ　⑥途　⑦文脈　⑧隠居　⑨処　⑩刻　脳チャレ！…「善後策」

基礎トレ

246日目

残り三分の一!

学習日　月　日

目標 1分

かかった時間　分　秒

正答数　/10

——線は読みがなを、□には漢字を書きましょう。

① 症状は頭痛と悪寒だ。（　）

② その俗説に根拠はない。（　）

③ 奥方が住まう寝殿。（　）

④ 派手な扇を持っている。（　）

⑤ 暑さで体が火照る。（　）

⑥ □《はら》を立てる。

⑦ □《び》□《りょく》ながら応援する。

⑧ 目標値に□《とう》□《たつ》した。

⑨ 転んで足を□《ふ》□《しょう》する。

⑩ □《あやま》ちを二度と起こさない。

脳チャレ!

「団塊の世代」は、何と読むでしょう?

248ページの答え
①せいし　②しゅわん　③ぜっきょう　④げねつざい　⑤だま　⑥規律　⑦純情　⑧散策　⑨上映　⑩乏　脳チャレ!…「うろ覚え」

基礎トレ

247日目

毎日の努力が実を結ぶ

学習日　月　日

目標　1分

かかった時間　分　秒

正答数　/10

脳チャレ!

「主流派の決定にイギを唱える。」は「異義」「異議」のどっち？

――線は読みがなを、□には漢字を書きましょう。

① 窓に格子を取り付ける。（　　　）

② 警笛を鳴らして走る。（　　　）

③ 近所の人に会釈する。（　　　）

④ 悪天候による欠航。（　　　）

⑤ オクラには粘りがある。（　　　）

⑥ □□《まいきょ》にいとまがない。

⑦ 家財が□□《はそん》する。

⑧ 病人を□□《かんご》する。

⑨ 会社の□□《えんかく》を説明する。

⑩ ナイフで鉛筆を□《けず》る。

249ページの➔答え
244日目　①助手　②安全　③反応　④仮想
245日目　①費用　②話題　③討論　④情報

音読

248日目

漢字力を見せつけろ！

学習日　月　日

目標　2分

かかった時間　分　秒

正答数　／7

次の文章を声に出して読みましょう。また、——線は読みがなを書きましょう。

三代の栄耀《えよう》①一睡のうちにして、大門《だいもん》の跡は②一里《いちり》こなたにあり。秀衡《ひでひら》が跡は田野《でんや》になりて、金鶏山《きんけいざん》のみ形を残す。まず高館《たかだち》にのぼれば、北上川《きたかみがわ》南部より流るる大河なり。衣川《ころもがわ》は、和泉《いずみ》が城《じょう》をめぐりて、高館の下にて大河に落ち入る。泰衡《やすひら》らが③旧跡は、衣《ころも》が関《せき》を④隔てて南部口《なんぶぐち》をさし固《がた》め、夷《えぞ》を防ぐと見えたり。さても義臣《ぎしん》すぐってこの城にこもり、⑤功名一時《いちじ》のくさむらとなる。国破れて山河《さんが》あり、城春《しろはる》にして草青みたりと、笠《かさ》うち⑥敷きて、時の移るまで涙を落とし侍《はべ》りぬ。

夏草や⑦兵どもが夢の跡

卯《う》の花に兼房《かねふさ》見ゆる白毛《しらが》かな　曾良《そら》

（『奥の細道』）

①（　　）
②（　　）
③（　　）
④（　　）てて
⑤（　　）
⑥（　　）きて
⑦（　　）

250ページの答え　①おかん　②ぞくせつ　③おくがた　④おうぎ　⑤ほて　⑥腹　⑦微力　⑧到達　⑨負傷　⑩過　脳チャレ！…「だんかいのせだい」

脳の体操で頭をほぐす

学習日　月　日

目標　1分

かかった時間　分　秒

正答数　/10

――線は読みがなを、□には漢字を書きましょう。

① 怒号が飛び交う。（　　）

② ひざを殴打する。（　　）

③ 忘却のかなただ。（　　）

④ 栄えある優勝を手に入れた。（　　）

⑤ 積年の恨みを晴らす。（　　）

⑥ 光を□《かく》□《さん》させる。

⑦ 高速道路が□《じゅう》□《たい》している。

⑧ 可能な□《はん》□《い》で実現する。

⑨ 利益を□《どく》□《せん》する。

⑩ □《がく》□《ぶち》に入れて飾る。

脳チャレ!

「専門家」「専問家」正しいのはどっち?

251ページの➡答え　①こうし　②けいてき　③えしゃく　④けっこう　⑤ねば　⑥枚挙　⑦破損　⑧看護　⑨沿革　⑩削　脳チャレ!…「異議」

基礎トレ

250日目

今日で二五〇日達成!

学習日　月　日

目標　30秒

かかった時間　分　秒

正答数　/10

――線は読みがなを、□には漢字を書きましょう。

① アリの群れが離散する。（　）
② プロに匹敵する実力。（　）
③ 兎は臆病な生き物だ。（　）
④ 鉄の鎖で繋《つな》ぐ。（　）
⑤ 這ってでも行く決意だ。（　）

⑥ □□《ぶんぶ》両道を目指す。
⑦ 応募者が□□《さっとう》する。
⑧ 古代には□《なぞ》が多い。
⑨ □□《ぜんりょう》な市民を守る。
⑩ パーティーが□《も》り上がる。

脳チャレ!
「堪忍袋の□が切れる」□に入る言葉は何?

252ページの答え
①いっすい　②あと　③きゅうせき　④へだ　⑤こうみょう　⑥し　⑦つわもの

漢字パズル

251日目

リラックスして

学習日　月　日

目標 2分30秒

かかった時間　分　秒

正答数　/6

四つの熟語ができるように、中央の□に漢字を入れましょう。ただし、熟語は矢印の方向に読みます。

①
歌
↓
右→□→札
↓
段

②
気
↓
半→□→量
↓
担

③
防
↓
守→□→星
↓
生

④
養
↓
達→□→人
↓
功

⑤
温
↓
寒→□→炉
↓
房

⑥
高
↓
兄→□→重
↓
族

253ページの➡答え
①どごう　②おうだ　③ぼうきゃく　④は　⑤うら　⑥拡散　⑦渋滞　⑧範囲　⑨独占　⑩額縁　脳チャレ！…「専門家」

作文

252日目

脳が若返ってきた!

学習日　月　日

目標 2分30秒

かかった時間　分　秒

次の言葉をすべて使って、短文を作りましょう。

「ひとしきり」

「空手の稽古」

「熱い」（熱く、熱かった等も可）

ヒント　ひとしきり……しばらくの間。一時。

一度、文を書いたら、見直しをしましょう。客観化することで、新しい発想がうまれやすくなります。

254ページの➡答え　①りさん　②ひってき　③おくびょう　④くさり　⑤は　⑥文武　⑦殺到　⑧謎　⑨善良　⑩盛　　脳チャレ!…「緒」

絶対完走するぞ

学習日　月　日

目標　1分

かかった時間　分　秒

正答数　/10

——線は読みがなを、□には漢字を書きましょう。

①とんだ爆弾発言だ。（　　）

②即興で曲を作る。（　　）

③携帯電話は必需品だ。（　　）

④凜とした少年。（　　）

⑤今日は勘が冴えている。（　　）

⑥噂の□□《ぎわく》を否定する。

⑦打楽器を□□《えんそう》する。

⑧□□《げんかく》な父親の下で育つ。

⑨□□《りんじ》バスに乗る。

⑩辞書の□□《こうもく》。

脳チャレ！

「絶□絶命」の□に入るのは「体」「対」のどっち？

255ページの答え　①手　②分　③衛　④成　⑤暖　⑥貴

基礎トレ

254日目

日常の中の漢字を意識

学習日　月　日

目標 1分

かかった時間　分　秒

正答数　/10

――線は読みがなを、□には漢字を書きましょう。

① 今日は殊更風が冷たい。

② 出来のよさに驚嘆する。

③ 諦観の境地に至る。

④ 先鋭的な思想を持つ。

⑤ 社会の安寧を乱す。

⑥ 冷蔵庫が□《こ》□《しょう》する。

⑦ □《ご》□《いん》事故に注意する。

⑧ ブームに□《びん》□《じょう》した商品。

⑨ 電流で□《じ》□《りょく》が発生する。

⑩ 感情を□《おさ》えて説明する。

脳チャレ!

「この釘は、ひきぬきにくい釘だ。」を早口で五回言ってみましょう。

256ページの答え

(例) 空手の稽古でひとしきり汗をかいた後、路地裏の喫茶店で熱い紅茶をいただく。

音読 255日目

文脈にあうように

学習日　月　日

目標 2分

かかった時間　分　秒

正答数　/7

次の詩を声に出して読みましょう。また、——線は読みがなを書きましょう。

レモン哀歌

そんなにもあなたはレモンを待つてゐた
かなしく白くあかるい死の床①で
わたしの手からとつた一つのレモンを
あなたのきれいな歯ががりりと噛《か》んだ
トパアズいろの香気②が立つ
その数滴の天のものなるレモンの汁は
ぱつとあなたの意識を正常にした
あなたの青く澄③んだ眼《め》がかすかに笑ふ
わたしの手を握るあなたの力の健康さよ
あなたの咽喉《のど》に嵐④はあるが
かういふ命の瀬戸⑤ぎはに
智恵子《ちえこ》はもとの智恵子となり
生涯の愛を一瞬⑥にかたむけた
それからひと時
昔山巓《さんてん》でしたやうな深呼吸を一つして
あなたの機関はそれなり止まつた
写真の前に挿⑦した桜の花かげに
すずしく光るレモンを今日も置かう

（高村光太郎《たかむらこうたろう》『智恵子抄《ちえこしょう》』）

①（　　）
②（　　）
③（　　）んだ
④（　　）
⑤（　　）
⑥（　　）
⑦（　　）した

257ページの答え
①ばくだん　②そっきょう　③ひつじゅひん　④りん　⑤さ　⑥疑惑
⑦演奏　⑧厳格　⑨臨時　⑩項目　脳チャレ！…「体」

基礎トレ

256日目

ベストを尽くす!

学習日　月　日

目標 1分

かかった時間　分　秒

正答数　／10

――線は読みがなを、□には漢字を書きましょう。

① 法律に抵触している。（　　）

② 多岐に渡って活躍する。（　　）

③ 峡谷にダムを作る。（　　）

④ 敵を翻弄する作戦。（　　）

⑤ 公園は憩いの場所だ。（　　）

⑥ 眼鏡で□□《しりょく》を矯正する。

⑦ 買うかは金額□□《しだい》だ。

⑧ 洋楽の□□《かし》を覚える。

⑨ 着物を押入に□□《しゅうのう》する。

⑩ 報告書を□《す》る。

脳チャレ!

「真偽を問いタダす。」は「正」「質」のどっち?

258ページの答え　①ことさら　②きょうたん　③ていかん　④せんえい　⑤あんねい　⑥故障　⑦誤飲　⑧便乗　⑨磁力　⑩抑

基礎トレ

257日目

学習日　月　日

脳を耕すイメージ

目標 30秒

かかった時間　分　秒

正答数　／10

――線は読みがなを、□には漢字を書きましょう。

① 大きな太鼓を打つ。（　　）

② 先生のお話を傾聴する。（　　）

③ 権威と信頼が失墜する。（　　）

④ 人物関係を図示する。（　　）

⑤ 東から朝日が昇る。（　　）

⑥ 広くて□□《かいてき》な部屋だ。

⑦ □□《ふんまつ》ソースを湯で溶く。

⑧ □□《かちく》の世話をする。

⑨ 親から□□《こづつみ》が届く。

⑩ 素人で□□《てさぐ》りの状態だ。

脳チャレ！

「荘厳」「壮厳」正しいのはどっち？

259ページの答え ①とこ　②こうき　③す　④あらし　⑤せと　⑥いっしゅん　⑦さ

記憶

258日目

学習日　月　日

積み重ねがだいじ

目標 1分

かかった時間　分　秒

正答数　／8

次は木を表す漢字です。それぞれの読み方を後の語群から選んで書きましょう。

①檜（　　）

②柏（　　）

③楓（　　）

④柘植（　　）

⑤胡桃（　　）

⑥百日紅（　　）

⑦柊（　　）

⑧木瓜（　　）

くるみ・かえで・ひいらぎ・かしわ・つげ・ひのき・さるすべり・ぼけ

脳チャレ！

「因果応□」の□に入るのは「法」「報」のどっち？

260ページの答え

①ていしょく　②たき　③きょうこく　④ほんろう　⑤いこ　⑥視力　⑦次第　⑧歌詞　⑨収納　⑩刷　脳チャレ！…「質」

発想

259日目

隠居するにはまだ早い

学習日　月　日

目標　2分

かかった時間　分　秒

正答数　/5

手紙を送りたいと思います。（　　）にあてはまる言葉を考えて書きましょう。

拝啓　春先うららかな季節を迎え、ご一同様におかれましては益々ご（①　　）のこととお慶び申し上げます。おかげさまで、私どもも一同（②　　）に暮らしております。

さて、このたびはご長女紀子さんのご就職、誠におめでとうございます。ご本人のお喜びもさることながら、ご両親もさぞご（③　　）のことでしょう。こうなりましたのも、紀子さんの日頃の（④　　）の賜物だと思い、感服しております。

今後、これまでに学ばれたことを糧とし、実社会で大いにご活躍され、よりすばらしい人間に成長されますことを、心からお祈りいたしております。

心ばかりの品をお送りいたしましたので、どうぞお納めください。

花冷えの季節、どうか（⑤　　）、ご自愛ください。

敬具

平成二十八年三月二十二日

山本咲子

長谷川健一様

261ページの➡答え
①たいこ　②けいちょう　③しっつい　④ずし　⑤のぼ　⑥快適　⑦粉末　⑧家畜　⑨小包　⑩手探　脳チャレ！…「荘厳」

基礎トレ 260日目

いよいよ佳境に

学習日　月　日

目標　1分

かかった時間　分　秒

正答数　／10

――線は読みがなを、□には漢字を書きましょう。

① 虚勢を張るのはよせ。（　　）

② 勤務先の待遇が良い。（　　）

③ 新たな金字塔を立てる。（　　）

④ 故に彼女は激怒した。（　　）

⑤ はさみで布を裁つ。（　　）

⑥ 同級生と□《だん》□《しょう》する。

⑦ 数万は□《ご》□《さ》の範囲だ。

⑧ □《ど》□《しゃ》災害に警戒する。

⑨ □《あお》□《な》をさっとゆがく。

⑩ □《ゆる》しを得て撮影する。

脳チャレ!

「物議を醸す」「物議を醸し出す」正しいのはどっち?

262ページの答え
①ひのき　②かしわ　③かえで　④つげ　⑤くるみ　⑥さるすべり
⑦ひいらぎ　⑧ぼけ　　脳チャレ!…「報」

基礎トレ

261日目

もの忘れを撃退！

学習日　月　日

目標　1分

かかった時間　分　秒

正答数　／10

――線は読みがなを、□には漢字を書きましょう。

① 同僚と飲みに行く。（　　　）

② 海外へ遠征する。（　　　）

③ 沈着な態度を保つ。（　　　）

④ 尋常ではない状況。（　　　）

⑤ 詳細を聞き出す。（　　　）

⑥ □□《ぎねん》が深まるばかりだ。

⑦ 食事で□□《とうぶん》を補給する。

⑧ 一発合格は□□《しなん》の業だ。

⑨ □□《いんかん》を保管する。

⑩ 任期を終え役員を□《や》める。

脳チャレ！

「既出」は、何と読むでしょう？

263ページの➡答え

例①清祥・健勝　②無事・健康　③安堵・安心　④努力・意志・行い　⑤体調を崩されませんよう・風邪をひかれませんよう

音読

262日目

手書きもいいですよね

学習日　月　日

目標　2分

かかった時間　分　秒

正答数　/7

次の文章を声に出して読みましょう。——線は読みがなを、カタカナは漢字を書きましょう。

①国境をこえて、限りなく塩が入って来たという。

甲州《こうしゅう》の②百姓は生色《せいしょく》をとり回《かえ》した。町々はどよめいた。商賈《しょうこ》は眼《め》の色を変えて塩を頒《わ》け歩いた。塩を見たものはその白いものを一握り握ってみて、

「ありがたい」

と、③ナミダした。塩を拝んだ。

郷社《ごうしゃ》の神前にも、塩があげられた。煌々《あかあか》と神灯《みあかし》がついた。

——こういう④ジョウキョウをつぶさに聞いては、躑躅《つつじ》ヶ崎の館《たち》にあった信玄《しんげん》も、眼を熱うせずにいられなかった。が、彼は、

「……そうか」

とのみで一言もまだそれに就いての是非、⑤感激をも、また⑥批判をも口から⑦吐かないのであった。

（吉川英治《よしかわえいじ》『上杉謙信』）

①（　　）
②（　　）
③［　］
④［　］［　］
⑤（　　）
⑥（　　）
⑦（　　かない）

264ページの答え
①きょせい　②たいぐう　③きんじとう　④ゆえ　⑤た　⑥談笑　⑦誤差　⑧土砂　⑨青菜　⑩許　脳チャレ！…「物議を醸す」

基礎トレ

263日目

脳が漢字を欲してる

学習日　月　日

目標　1分

かかった時間　分　秒

正答数　/10

―線は読みがなを、□には漢字を書きましょう。

① 通信を遮断される。（　　）

② 税金を徴収する。（　　）

③ 質問に即答する。（　　）

④ 役職を兼任する。（　　）

⑤ 香料が入っている洗剤。（　　）

⑥ □《ぎょう》□《せき》が回復する。

⑦ □《おき》□《あ》いで漁業を行う。

⑧ 目標を高く□《かか》げる。

⑨ 免許証を□《こう》□《しん》する。

⑩ □《め》し上がってください。

脳チャレ！

「新緑がハえる景色だ。」は「映」「栄」のどっち？

265ページの答え
①どうりょう　②えんせい　③ちんちゃく　④じんじょう　⑤しょうさい
⑥疑念　⑦糖分　⑧至難　⑨印鑑　⑩辞　　脳チャレ！…「きしゅつ」

基礎トレ

264日目

頭をフル回転させよう！

学習日　月　日

目標　30秒

かかった時間　分　秒

正答数　／10

——線は読みがなを、□には漢字を書きましょう。

① 雑踏の中に消える。（　　）

② スポーツに魅了される。（　　）

③ 冷凍庫に氷菓がある。（　　）

④ 天使のようで残酷だ。（　　）

⑤ 予め雨具の準備をする。（　　）

⑥ □□《しげき》の強い香辛料。

⑦ □□《ぐうぜん》の出来事だった。

⑧ □□《かくちょう》の高い文章。

⑨ □□□《けんせつてき》な意見。

⑩ □《なさ》けをかける。

脳チャレ！

「堕落」「惰落」正しいのはどっち？

266ページの答え　①こっきょう　②ひゃくしょう　③涙　④状況　⑤かんげき　⑥ひはん　⑦は

漢字パズル

265日目

脳のサプリメント！

学習日　月　日

目標 1分

かかった時間　分　秒

十二支の順に線をつなぐと、ある生き物の絵になります。ネコ・魚・カエル・ラッコのうち、どれでしょう。

◆出てくるのは

（　　　　）

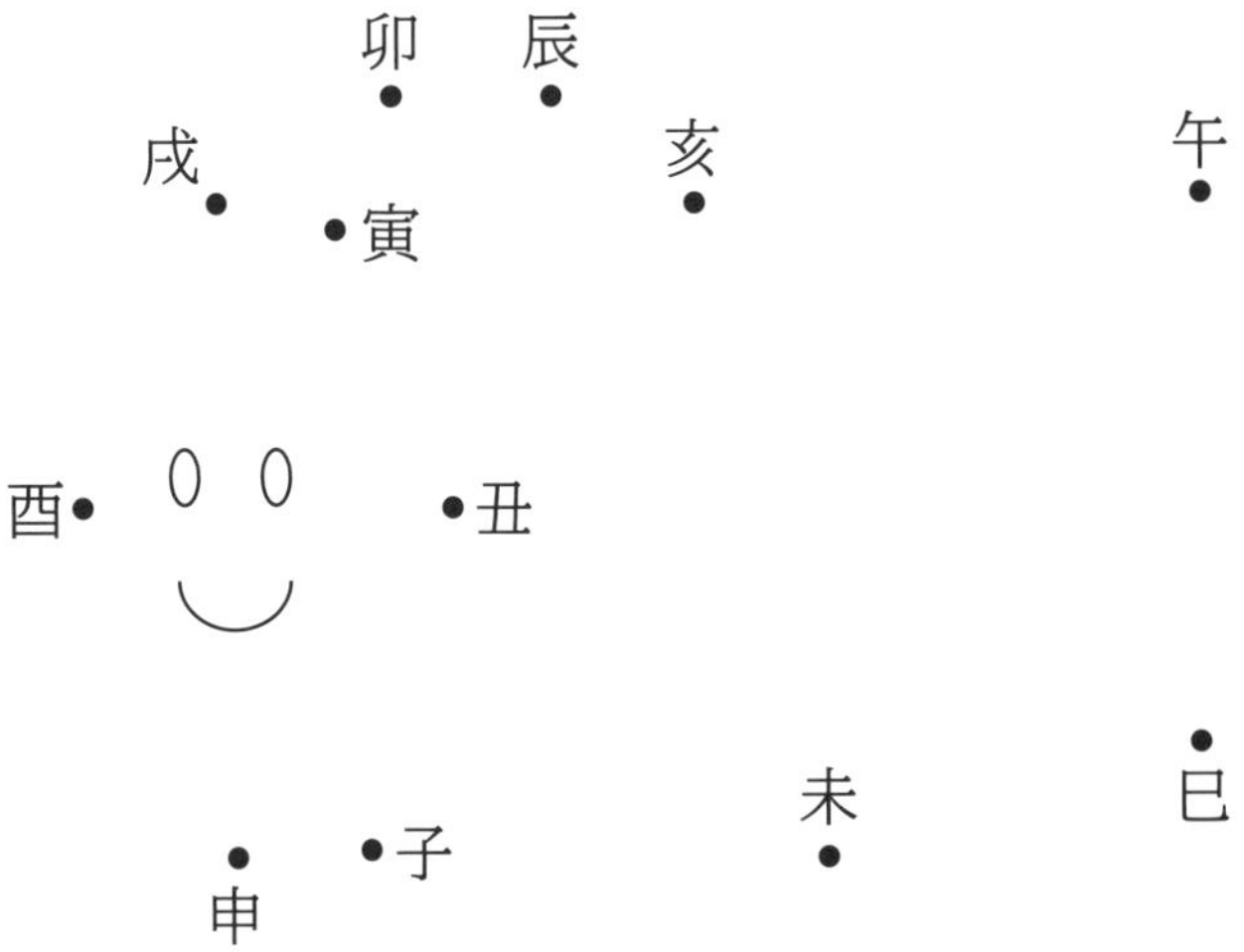

267ページの➡答え　①しゃだん　②ちょうしゅう　③そくとう　④けんにん　⑤こうりょう　⑥業績　⑦沖合　⑧掲　⑨更新　⑩召　脳チャレ！…「映」

記憶 266日目

挑戦は続く

学習日　月　日

目標 1分

かかった時間　分　秒

正答数　/8

日本の歴史上のことがらに関する言葉です。語群の漢字を組み合わせて書きましょう。

①邪馬台国の女王　卑□呼

②法隆寺を建てたのは聖□太子。

③□武天皇が東大寺を建てた。

④学者としても有名な□□道真。

⑤摂関政治全盛を築いた藤原□□

⑥□頼朝が鎌倉幕府を開いた。

⑦三代将軍　足利義□

⑧□□信長が安土城を築く。

徳　菅　長　満　道　聖　弥　原　織　源　田

268ページの➡答え
①ざっとう　②みりょう　③ひょうか　④ざんこく　⑤あらかじ　⑥刺激
⑦偶然　⑧格調　⑨建設的　⑩情　　脳チャレ！…「堕落」

基礎トレ

267日目

落ち着いて解く

学習日　月　日

目標 1分

かかった時間　分　秒

正答数　／10

――線は読みがなを、□には漢字を書きましょう。

① 情趣のある風景。（　　　）

② 噂話を耳にする。（　　　）

③ 植物が繁茂する。（　　　）

④ 呪縛から解き放たれる。（　　　）

⑤ 娘は髪を触る癖がある。（　　　）

⑥ 京都を□□《ぶたい》にした物語。

⑦ 上司に対して□□《はんこう》する。

⑧ □□《れいたん》な言葉を投げる。

⑨ 閲覧□□《りれき》を調べる。

⑩ どさくさに□《まぎ》れて逃げる。

脳チャレ！

「旅の□はかき捨て」

□に入る言葉は何？

269ページの答え 魚（子《ね》→丑《うし》→寅《とら》→卯《う》→辰《たつ》→巳《み》→午《うま》→未《ひつじ》→申《さる》→酉《とり》→戌《いぬ》→亥《い》）

基礎トレ 268日目

外で解くのもいいかも

学習日　月　日

目標 1分

かかった時間　分　秒

正答数　/10

——線は読みがなを、□には漢字を書きましょう。

① タイヤが破裂した。

② 壮絶な結末の物語。

③ 痛みで脂汗が出る。

④ 募集要項を何回も読む。

⑤ 肩書きが物を言う。

⑥ 新製品が□□《ぜっさん》される。

⑦ 慈善団体に□□《ぼきん》する。

⑧ □□《こんなん》に立ち向かう。

⑨ □□《こうご》に休憩を取る。

⑩ 終了後□《すみ》やかに移動する。

脳チャレ!

「逝去」は、何と読むでしょう?

270ページの答え ①弥　②徳　③聖　④菅原　⑤道長　⑥源　⑦満　⑧織田

声色を変えて音読！

学習日　月　日

目標　2分

かかった時間　分　秒

正答数　/7

次の文章を声に出して読みましょう。また、――線は読みがなを書きましょう。

落花の雪に踏①み迷う、片野の春の桜狩り、紅葉の錦②きて帰る、嵐③の山の秋の暮れ、一夜を明かす程だにも、旅寝となれば物憂《う》きに、恩愛《おんあい》の契《ちぎ》り浅からぬ、我が故郷④の妻子をば、行方⑤も知らず思いおき、年久しくも住みなれし、九重《ここのえ》の帝都をば、今を限りと顧⑥みて、思わぬ旅に出でたまう、心の中ぞ哀⑦れなる。

（『太平記』）

①（　　）み

②（　　）

③（　　）

④（　　）

⑤（　　）

⑥（　　）みて

⑦（　　）れなる

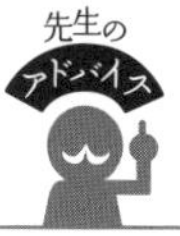

手足や口を動かすことは、脳を活性化させます。散歩や部屋の片づけ、おしゃべりなどがよいでしょう。

271ページの➡答え　①じょうしゅ　②うわさばなし　③はんも　④じゅばく　⑤くせ　⑥舞台　⑦反抗　⑧冷淡　⑨履歴　⑩紛　　脳チャレ！…「恥」

基礎トレ

270日目

今日も向きあう

学習日　月　日

目標　1分

かかった時間　分　秒

正答数　/10

——線は読みがなを、□には漢字を書きましょう。

① 寸暇もなく次の任務へ。（　　）

② 医は仁術なり。（　　）

③ 処方箋を出す。（　　）

④ 正論を盾に主張をする。（　　）

⑤ 干し椎茸を水で戻す。（　　）

⑥ □□《ねだん》を気にせずに買う。

⑦ □□《だんい》認定試験を受ける。

⑧ □□《しゅうきょう》上の理由がある。

⑨ □□《きんむ》時間が長くなる。

⑩ □□《おそざ》きでの成功だった。

脳チャレ！

「このままだと負けるのはヒッシだ。」は「必至」「必死」のどっち？

272ページの➡答え

①はれつ　②そうぜつ　③あぶらあせ　④ようこう　⑤かたが　⑥絶賛　⑦募金　⑧困難　⑨交互　⑩速　脳チャレ！…「せいきょ」

基礎トレ

271日目

いつもよりていねいに

学習日　月　日

目標　30秒

かかった時間　分　秒

正答数　／10

——線は読みがなを、□には漢字を書きましょう。

①難儀な性格だ。（　　）

②賄賂で買収する。（　　）

③敵の要塞を攻める。（　　）

④山麓のスキー場へ行く。（　　）

⑤直ちに影響する。（　　）

⑥食べ□《ほう》□《だい》の店に行く。

⑦玄関の□《けい》□《び》を強化する。

⑧□《よう》□《しょ》を押さえた報告書。

⑨地盤が□《しず》む。

⑩□《にく》たらしい態度である。

脳チャレ!

「端的」「単的」正しいのはどっち？

273ページの答え　①ふ　②にしき　③あらし　④こきょう　⑤ゆくえ　⑥かえり　⑦あわ

発想

272日目

脳のバージョンアップを

学習日　月　日

目標　2分

かかった時間　分　秒

正答数　／5

次の絵で連想される〃漢字＋送りがな〃の言葉を、それぞれ二つ以上書きましょう。

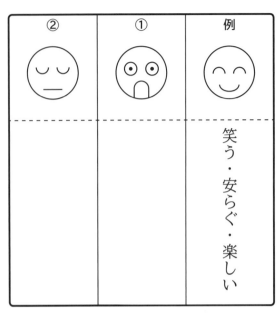

例	①	②

笑う・安らぐ・楽しい		

③	④	⑤

274ページの➡答え　①すんか　②じんじゅつ　③しょほうせん　④たて　⑤しいたけ　⑥値段　⑦段位　⑧宗教　⑨勤務　⑩遅咲　脳チャレ！…「必至」

作文

273日目

がむしゃらに解く

学習日　月　日

目標 2分30秒

かかった時間　分　秒

次の言葉をすべて使って、短文を作りましょう。

「猫の額」「猫の手も借りたい」など「猫」を使った言葉

「裏切り」「財布」

ヒント
猫を使った言葉には「借りてきた猫」「猫舌」「猫に鰹節」などがあります。

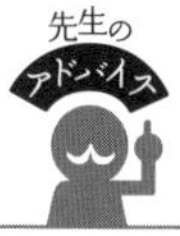

脳の持久力を高めるために、雑用は積極的に取り組むようにしましょう。しだいに慣れていき、面倒だと感じにくくなります。

275ページの答え
①なんぎ　②わいろ　③ようさい　④さんろく　⑤ただ　⑥放題　⑦警備　⑧要所　⑨沈　⑩憎　　脳チャレ！…「端的」

基礎トレ

274日目

脳も体も動かそう！

学習日　月　日

目標　1分

かかった時間　分　秒

正答数　／10

――線は読みがなを、□には漢字を書きましょう。

① 音響を確認する。（　　）

② 少し妄想が過ぎる。（　　）

③ 珍獣を狩りに森へ行く。（　　）

④ 驚異的な記録を出す。（　　）

⑤ 壁を隔てて話をする。（　　）

⑥ 適切な□□《はんだん》を下す。

⑦ □□《しんぼう》強い性格だ。

⑧ 腕や足を□□《だつもう》する。

⑨ 父は□□□《やくざいし》だ。

⑩ 互いに□《きそ》い合って成長する。

脳チャレ！

「汚名返上」「汚名挽回」正しいのはどっち？

276ページの➡答え

例①驚く・叫ぶ・歌う　②寝る・眠る・黙る　③困る・微笑む・笑う
④向きあう・仲良し・話す　⑤集まる・群れる・騒ぐ

基礎トレ

275日目

いつもとちがう場所でトライ

学習日　月　日

目標　1分

かかった時間　分　秒

正答数　／10

――線は読みがなを、□には漢字を書きましょう。

① 煙突のある家に住む。（　　）

② 土砂が川底に堆積する。（　　）

③ 立ち退きを勧告する。（　　）

④ 船に海水が浸入する。（　　）

⑤ 牛の乳が搾られる。（　　）

⑥ 新しい□□《さいふ》を購入する。

⑦ □□《もうちょう》で入院する。

⑧ □□《きぼ》の大きな学園だ。

⑨ 山の峰が□《つら》なっている。

⑩ 墓前に花を□《そな》える。

脳チャレ!

「□刀直入」の□に入るのは「短」「単」のどっち？

277ページの➡答え

（例）猫かわいがりしてきた孫の裏切りがショックで財布を落としたことに気づかなかった。／泥棒猫といわれる裏切り者に財布を渡すなんて！

先生のアドバイス

音読をすると、脳内にセロトニンという物質が分泌され、心身の安定をもたらします。

音読 276日目

一問ずつ着実に

学習日　月　日

目標 2分

かかった時間　分　秒

正答数　/7

次の文章を声に出して読みましょう。――線は読みがなを、カタカナは漢字を書きましょう。

いったい寿司のウマイマズイはなんとしても魚介ゲン①リョウの問題で、第一に素晴②らしいまぐろが加わらなければ寿司を構成しない。その他、本場《ほんば》ものの穴子③の煮方《にかた》が旨《うま》いとか、赤貝《かいがら》なら検見川《けみがわ》の中形《ちゅうがた》赤貝を使うとかで、よしあしはわけもなくわかるが、とにかくまず材料がよくなくては上等寿司には仕上がらない。海苔④もよくなければいけないのは勿論《もちろん》である。海苔も部厚《ぶあつ》なものが巻きに適⑤するが、厚いものにはよい物がないが部厚でありながらよい物を備⑥えるヒツヨウ⑦がある。

（北大路魯山人《きたおおじろさんじん》『握り寿司の名人』）

①　②（　）らしい　③（　）　④（　）　⑤（　）する　⑥（　）える　⑦

278ページの答え
①おんきょう　②もうそう　③ちんじゅう　④きょういてき　⑤へだ
⑥判断　⑦辛抱　⑧脱毛　⑨薬剤師　⑩競　　脳チャレ！…「汚名返上」

基礎トレ

277日目

一心不乱に

学習日　月　日

目標　1分

かかった時間　分　秒

正答数　／10

——線は読みがなを、□には漢字を書きましょう。

①兵士に撤退を命じる。（　　）

②犯人の要求を黙殺する。（　　）

③傷んだ食材を廃棄する。（　　）

④人の技術を模倣する。（　　）

⑤暫くぶりに友人に会う。（　　）

⑥□□《でまど》に花を飾る。

⑦それは二律□□《はいはん》だ。

⑧店の□□《そうさく》料理を食べる。

⑨ビタミンが□□《けつぼう》する。

⑩□《かがや》かしい成績を残す。

脳チャレ！

「坊主が屏風に坊主の絵を上手に書いた」を早口で五回言ってみましょう。

279ページの➔答え
①えんとつ　②たいせき　③かんこく　④しんにゅう　⑤しぼ　⑥財布
⑦盲腸　⑧規模　⑨連　⑩供　脳チャレ！…「単」

基礎トレ

278日目

創造力もアップ!

学習日 月 日

目標 30秒

かかった時間 分 秒

正答数 /10

——線は読みがなを、□には漢字を書きましょう。

① 古墳の調査をする。

② 不屈の闘魂で戦う。

③ 作曲者不詳の楽曲。

④ 幼稚園の遊戯室。

⑤ 不徳の致すところだ。

⑥ 原材料名を□《き》□《さい》する。

⑦ □《えい》□《えん》のように思われる。

⑧ □《じゃ》□《あく》な力に負けない。

⑨ 親心が□《め》□《ば》える。

⑩ 長い年月が□《た》つ。

脳チャレ!

「ジャッカン二十歳の選手が優勝した。」は「若干」「弱冠」のどっち?

280ページの答え ①原料 ②すば ③あなご ④のり ⑤てき ⑥そな ⑦必要

発想

279日目

イメージして

学習日　月　日

目標 1分　かかった時間　分　秒

正答数　／4

次の言葉で形容される二字熟語を、語群の漢字を組み合わせて書きましょう。

① きらきら

② にこにこ

③ わくわく

④ てくてく

歩・待・空・行・顔・星・笑・期

発想

280日目

どんな場面で使う？

学習日　月　日

目標 1分　かかった時間　分　秒

正答数　／4

次の言葉で形容される二字熟語を、語群の漢字を組み合わせて書きましょう。

① さんさん

② ごろごろ

③ ふんふん

④ ふむふむ

陽・雷・太・歌・鳴・得・鼻・納

281ページの答え　①てったい　②もくさつ　③はいき　④もほう　⑤しばら　⑥出窓　⑦背反　⑧創作　⑨欠乏　⑩輝

基礎トレ

281日目

今日はとにかく集中する！

学習日　月　日

目標　1分

かかった時間　分　秒

正答数　／10

——線は読みがなを、□には漢字を書きましょう。

① 丹精込めて作った料理。（　　）

② 卑屈な考え方を改める。（　　）

③ 公園の中央にある噴水。（　　）

④ 近隣の家から出火する。（　　）

⑤ 勝利の宴を催す。（　　）

⑥ 意識して［へん／しょく］を正す。

⑦ 畑で野菜の［しゅう／かく］をする。

⑧ 食欲に［さい／げん］がない。

⑨ ［おん／こう］な性格の人だ。

⑩ 旅先で秋の俳句を［よ］む。

脳チャレ！

「撤廃」「徹廃」正しいのはどっち？

282ページの➡答え　①こふん　②とうこん　③ふしょう　④ゆうぎしつ　⑤いた　⑥記載　⑦永遠　⑧邪悪　⑨芽生　⑩経　脳チャレ！…「弱冠」

基礎トレ

282日目

達成感がやみつきに！

学習日　月　日

目標 1分

かかった時間　分　秒

正答数　／10

——線は読みがなを、□には漢字を書きましょう。

① それは机上の空論だ。（　　）
② 賃貸のアパートに住む。（　　）
③ 喫煙席を指定する。（　　）
④ 芝生に敷物を広げる。（　　）
⑤ 桑畑を表す地図記号。（　　）

⑥ 深海生物の□□《たんさ》を行う。
⑦ 屋根の□□《ほしゅう》をする。
⑧ うれしさの余り□□《ごうきゅう》した。
⑨ 主演の□□《はいゆう》が挨拶する。
⑩ 料理人の道を□《きわ》める。

脳チャレ！
「笑う□には福来る」
□に入る言葉は何？

283ページの➡答え
279日目　①星空　②笑顔　③期待　④歩行
280日目　①太陽　②雷鳴　③鼻歌　④納得

音読

283日目

全問正解でいいことある！

学習日　月　日

目標 2分

かかった時間　分　秒

正答数　／7

次の文章を声に出して読みましょう。——線は読みがなを、カタカナは漢字を書きましょう。

病床六尺、これが我世界である。しかもこの六尺の病床が余には広過ぎるのである。①僅かに手を延ばして②畳に③フれる事はあるが、④蒲団の外へまで足を延ばして体をくつろぐ事も出来ない。⑤甚だしい時は極端の苦痛に苦しめられて五分も一寸も体の動けない事がある。苦痛、煩《はん》悶《もん》、号泣、麻痺剤《まひざい》、僅かに一条の⑥活路を死路の内に求めて少しの安楽を貪る果敢《はか》なさ、それでも生きて居《い》ればいいたい事はいいたいもので、毎日見るものは新聞雑誌に限って居れど、それさえ読めないで苦しんで居る時も多いが、読めば⑦ハラの立つ事、癪《しゃく》にさわる事、たまには何となく嬉しくてために病苦を忘るるような事がないでもない。

（正岡子規《まさおかしき》『病牀六尺《びょうしょうろくしゃく》』）

①（　　）か

②（　　）

③［　］れる

④（　　）

⑤（　　）だしい

⑥（　　）

⑦［　］

284ページの答え
①たんせい　②ひくつ　③ふんすい　④きんりん　⑤もよお　⑥偏食
⑦収穫　⑧際限　⑨温厚　⑩詠　脳チャレ！…「撤廃」

基礎トレ

284日目

目が疲れたら遠くを見る

学習日 月 日

目標 1分

かかった時間 分 秒

正答数 /10

――線は読みがなを、□には漢字を書きましょう。

① 人類の至宝と称える。
② 僧侶が庭を掃く。
③ 日頃倹約に努める。
④ 横柄な態度だ。
⑤ 天井から水が漏れる。

⑥ 機密文書を□□《ふんしつ》する。
⑦ 予選敗退の□□《せきにん》をとる。
⑧ □□《げんみつ》には種類が異なる。
⑨ 大きな□□《しゅうえき》を得る。
⑩ 毎朝、念仏を□《とな》える。

脳チャレ!

「陰気くさい」は、何と読むでしょう?

285ページの➡答え ①きじょう ②ちんたい ③きつえんせき ④しきもの ⑤くわばたけ ⑥探査 ⑦補修 ⑧号泣 ⑨俳優 ⑩極　脳チャレ!…「門」

基礎トレ

285日目

脳の健康に気をつかおう

学習日　月　日

目標　30秒

かかった時間　分　秒

正答数　/10

――線は読みがなを、□には漢字を書きましょう。

①エンジンを搭載する。（　　）

②頼みを快諾する。（　　）

③他のチームに移籍する。（　　）

④浪費をやめる。（　　）

⑤溢れんばかりの笑顔。（　　）

⑥祭りで□□《しゃてき》をする。

⑦□□《しかい》が悪く見通せない。

⑧日本は□□《きょくとう》の島国だ。

⑨賛成に気持ちが□《かたむ》く。

⑩内に□《ひ》めた思いを話す。

脳チャレ！

「クジュウの決断を迫られる。」は「苦汁」「苦渋」のどっち？

286ページの答え ①わず　②たたみ　③触　④ふとん　⑤はなは　⑥かつろ　⑦腹

漢字パズル

286日目

今日もさすがです！

学習日 月 日

目標 2分30秒

かかった時間 分 秒

正答数 ／6

四つの熟語ができるように、中央の□に漢字を入れましょう。ただし、熟語は矢印の方向に読みます。

①
録↓
和→□→楽
↓量

②
成↓
変→□→相
↓間

③
失↓
無→□→節
↓拝

④
線↓
焼→□→草
↓水

⑤
出↓
図→□→権
↓画

⑥
重↓
負→□→害
↓口

287ページの➡答え ①しほう ②そうりょ ③けんやく ④おうへい ⑤も ⑥紛失 ⑦責任 ⑧厳密 ⑨収益 ⑩唱 脳チャレ！…「いんきくさい」

記憶

287日目

学習日　月　日

晴れの日も雨の日も…

目標 1分

かかった時間　分　秒

正答数　/13

語群の漢字を□にあてはめて、豆やきのこなどの食品の漢字を完成させましょう。あまった漢字を組み合わせてできる食品は何でしょう。

① □《だい》豆《ず》

② □《あず》豆《き》

③ □《しい》茸《たけ》

④ □《まい》茸《たけ》

⑤ □《そら》豆《まめ》

⑥ 莢《さや》□《えん》豆《どう》

⑦ □《なめ》子《こ》

⑧ □《ひら》茸《たけ》

⑨ □《ご》□《ま》

⑩ □《な》□《たね》

⑪ □《えのき》茸《たけ》

⑫ □《まつ》茸《たけ》

小　平　耳　豌　種　松　椎　麻

木　滑　胡　大　菜　空　舞　榎

◆あまった字でできる食品名

（　　　　）

〈ヒント〉
中華料理に使われるきのこ。

288ページの答え
①とうさい　②かいだく　③いせき　④ろうひ　⑤あふ　⑥射的　⑦視界　⑧極東　⑨傾　⑩秘　脳チャレ！…「苦渋」

基礎トレ

288日目

生活のメリハリ

学習日 月 日

目標 1分

かかった時間 分 秒

正答数 /10

——線は読みがなを、□には漢字を書きましょう。

① 新しい庁舎が完成した。（　　）

② 母が夢枕に立つ。（　　）

③ 女心に鈍感だ。（　　）

④ 舶来の調度品。（　　）

⑤ 自由自在に操る。（　　）

⑥ 現状を□□《いじ》する。

⑦ 少女時代を□□《ついおく》する。

⑧ スクリーンに□□《とうえい》する。

⑨ 久しぶりにお日様を□《おが》む。

⑩ 村の古老をあつく□《うやま》う。

脳チャレ!

「寺古屋」「寺子屋」正しいのはどっち？

289ページの答え ①音 ②人 ③礼 ④香 ⑤版 ⑥傷

基礎トレ

289日目

これくらいは余裕？

学習日　月　日

目標　1分

かかった時間　分　秒

正答数　／10

――線は読みがなを、□には漢字を書きましょう。

① 木にペンキが浸透する。（　　）

② 衰退の一途をたどる。（　　）

③ 舟が海岸に漂着した。（　　）

④ 含蓄のある言葉だ。（　　）

⑤ 婚礼の写真を撮る。（　　）

⑥ 税金の□□《きそ》知識を学ぶ。

⑦ 現実を□□《ちょくし》する。

⑧ □□□《いろえんぴつ》で描く。

⑨ ありがたく□《いただ》く。

⑩ もしもの時に□《そな》える。

脳チャレ！

「名誉挽回」「名誉返上」正しいのはどっち？

290ページの答え　①大　②小　③椎　④舞　⑤空　⑥豌　⑦滑　⑧平　⑨胡麻　⑩菜種　⑪榎　⑫松　◆木耳（きくらげ）

先生のアドバイス

マンネリ化した生活は、脳の老化を早めます。新しいことに挑戦するように意識しましょう。

音読

290日目

三〇〇日目まであと少し

学習日　月　日

目標　2分

かかった時間　分　秒

正答数　/7

次の文章を声に出して読みましょう。——線は読みがなを、カタカナは漢字を書きましょう。

それらの夏の日々、一面に薄①の生い茂②った草原の中で、お前が立ったままネッシン③に絵を描いていると、私はいつもその傍④らの一本の白樺《しらかば》の木蔭に身を横たえていたものだった。そうして夕方になって、お前が仕事をすませて私のそばに来ると、それからしばらく私達はカタ⑤に手をかけ合ったまま、遥《はる》か彼方の、縁だけ茜色《あかねいろ》を帯びた入道雲のむくむくした塊りに覆⑥われている地平線の方を眺⑦めやっていたものだった。ようやく暮れようとしかけているその地平線から、反対に何物かが生《うま》れて来つつあるかのように……

（堀辰雄《ほりたつお》『風立ちぬ』）

①（　　）

②（　　）った

③［　　］

④（　　）ら

⑤［　　］

⑥（　　）われて

⑦（　　）め

291ページの答え

①ちょうしゃ　②ゆめまくら　③どんかん　④はくらい　⑤あやつ　⑥維持　⑦追憶　⑧投影　⑨拝　⑩敬　脳チャレ！…「寺子屋」

基礎トレ

291日目

漢字は得意ですか？

学習日 月 日

目標 1分

かかった時間 分 秒

正答数 ／10

――線は読みがなを、□には漢字を書きましょう。

① 関係者を召致する。（　　）

② 衝撃の結末だった。（　　）

③ 結果が如実に現れる。（　　）

④ 清澄な秋の空。（　　）

⑤ 思わず甘言につられる。（　　）

⑥ 噂話が□□《こちょう》される。

⑦ □□《わりやす》の回数券を買う。

⑧ □□□《はいきんりょく》を測定する。

⑨ 自分の悲運を□《なげ》く。

⑩ 屋敷の扉を□《と》ざす。

脳チャレ！

「部長は権力シコウが強い。」は「指向」「志向」のどっち？

292ページの答え　①しんとう　②すいたい　③ひょうちゃく　④がんちく　⑤こんれい　⑥基礎　⑦直視　⑧色鉛筆　⑨頂　⑩備　脳チャレ！…「名誉挽回」

基礎トレ

292日目

高速で読み書き！

学習日　月　日

目標 30秒

かかった時間　分　秒

正答数　／10

——線は読みがなを、□には漢字を書きましょう。

①徒歩圏内に図書館がある。（　　）
②乾杯の音頭をとる。（　　）
③天賦の才能を持つ。（　　）
④感動の余韻に浸る。（　　）
⑤煩わしい手続き。（　　）

⑥印鑑と□□《しゅにく》が必要です。
⑦□□《ゆうびん》ポストに投函する。
⑧自然□□《かんきょう》を守る。
⑨話す□□《じゅんじょ》に気をつける。
⑩薬を水に□《と》かして飲む。

脳チャレ！
「泥仕合」「泥試合」正しいのはどっち？

293ページの答え　①すすき　②しげ　③熱心　④かたわ　⑤肩　⑥おお　⑦なが

漢字パズル

293日目

達成感がやみつきに

学習日　月　日

目標 1分

かかった時間　分　秒

正答数　/13

一．それぞれの□に同じ漢字を入れて、四字熟語を完成させましょう。

① □期□会
② □業□得
③ □材□所
④ □眠□休
⑤ □□歳歳
⑥ 津津□□

二．線でつながっている□には同じ漢字が入ります。それぞれ四字熟語を完成させましょう。

① □① 種 □① 様
② □② 利 □① 売
③ □③ □④ □② 命
④ □⑤ 方 □③ □④
⑤ □⑥ □⑦ □⑤ □⑦
⑥ □⑥ 捨 五 入

294ページの答え
①しょうち　②しょうげき　③にょじつ　④せいちょう　⑤かんげん
⑥誇張　⑦割安　⑧背筋力　⑨嘆　⑩閉　　脳チャレ！…「志向」

記憶

294日目

行ったことある？

学習日 月 日

目標 1分

かかった時間 分 秒

正答数 ／10

次は日本の地名です。読みがなを書きましょう。

① 稚内（　　）

② 奥入瀬（　　）

③ 鬼怒川（　　）

④ 長瀞（　　）

⑤ 四万十川（　　）

⑥ 小千谷（　　）

⑦ 蓼科（　　）

⑧ 常滑（　　）

⑨ 太秦（　　）

⑩ 城崎（　　）

295ページの➔答え
①けんない　②おんど　③てんぷ　④よいん　⑤わずら　⑥朱肉　⑦郵便
⑧環境　⑨順序　⑩溶　　脳チャレ！…「泥仕合」

基礎トレ

295日目

全問正解をめざす

学習日　月　日

目標　1分

かかった時間　分　秒

正答数　／10

――線は読みがなを、□には漢字を書きましょう。

① 書類を焼却処分する。（　　）

② 盆栽に夢中だ。（　　）

③ 元気な産声が上がる。（　　）

④ 植物を擬人化する。（　　）

⑤ 国旗を掲揚する。（　　）

⑥ 先祖代々□□《ひゃくしょう》である。

⑦ 今年は下位に□□《ていめい》する。

⑧ □□《ぼうし》をかぶる。

⑨ 第一人者だと□□《じふ》する。

⑩ 坂道を□《ころ》がり落ちる。

脳チャレ！

「焼け石に□」

□に入る言葉は何？

296ページの➡答え

一　①一　②自　③適　④不　⑤年　⑥浦

二　①多　②薄　③美　④人　⑤八　⑥四　⑦苦

基礎トレ

296日目

継続の賜物です

学習日　月　日

目標 1分

かかった時間　分　秒

正答数　／10

——線は読みがなを、□には漢字を書きましょう。

① 愛玩動物の世話をする。（　　）

② 遠慮せずお食べ下さい。（　　）

③ 銀行から融資を受ける。（　　）

④ イメージを払拭させる。（　　）

⑤ 緯度と経度。（　　）

⑥ □□□《だついじょ》のロッカー。

⑦ これは誰の□□《しわざ》だ。

⑧ □□《しんせん》な魚をさばく。

⑨ □《ゆた》かな暮らしを送る。

⑩ 五年後に□《ふたた》び会う。

脳チャレ!

「野□動物」の□に入るのは「性」「生」のどっち？

297ページの➡答え　①わっかない　②おいらせ　③きぬがわ　④ながとろ　⑤しまんとがわ　⑥おじや　⑦たてしな　⑧とこなめ　⑨うずまさ　⑩きのさき

音読

297日目

慎重かつ大胆に

学習日　月　日

目標 2分

かかった時間　分　秒

正答数　/7

次の文章を声に出して読みましょう。——線は読みがなを、カタカナは漢字を書きましょう。

「おれはどうしたのだろう?」と、彼は思った。夢ではなかった。自分の部屋、少し小さすぎるがまともな部屋が、よく知っている四つの①壁のあいだにあった。テーブルの上には布地の見本が②ツツみをといて拡げられていた——ザムザは旅廻《まわ》りのセールスマンだった——、そのテーブルの上方の壁には写真がかかっている。それは彼がついさきごろある③グラフザッシから切り取り、きれいな金ぶちの④額に入れたものだった。写っているのは一人の⑤婦人で、毛皮の⑥ボウシと毛皮のえり巻とをつけ、身体をきちんと起こし、肘《ひじ》まですっぽり⑦隠れてしまう重そうな毛皮のマフを、見る者のほうに向ってかかげていた。

（フランツ・カフカ　原田義人《はらだよしと》訳『変身』）

①（　　）　②□み　③□□　④（　　）　⑤（　　）　⑥□□　⑦（　　）れて

298ページの答え　①しょうきゃく　②ぼんさい　③うぶごえ　④ぎじんか　⑤けいよう　⑥百姓　⑦低迷　⑧帽子　⑨自負　⑩転　　脳チャレ!…「水」

基礎トレ

298日目

若返りの手応えあり

学習日　月　日

目標　1分

かかった時間　分　秒

正答数　／10

――線は読みがなを、□には漢字を書きましょう。

① 苦渋の選択をする。（　　）

② 縁起の良い置物だ。（　　）

③ 輸出業の振興を図る。（　　）

④ 河川が汚濁する。（　　）

⑤ 珍しい生き物を触る。（　　）

⑥ 自己新記録を□□《じゅりつ》する。

⑦ 一帯の□□《じばん》を改良する。

⑧ □□《えきしょう》のモニターを置く。

⑨ 飼い猫の□□《ゆくえ》を追う。

⑩ 山里で長芋を□《ほ》る。

脳チャレ！

「除雪車除雪作業中」を早口で五回言ってみましょう。

299ページの答え　①あいがん　②えんりょ　③ゆうし　④ふっしょく　⑤いど　⑥脱衣所　⑦仕業　⑧新鮮　⑨豊　⑩再　脳チャレ！…「生」

基礎トレ

299日目

速さの限界に挑戦

学習日　月　日

目標　30秒

かかった時間　分　秒

正答数　／10

――線は読みがなを、□には漢字を書きましょう。

① 切手を貼って投函する。（　　）

② 猛烈な勢いで雨が降る。（　　）

③ 麺類のレシピを調べる。（　　）

④ まんまと罠にはまった。（　　）

⑤ 水槽の水を取り替える。（　　）

⑥ □《りょ》□《じょう》をうたった詩だ。

⑦ 記念に梅を□《しょく》□《じゅ》する。

⑧ 一人で□《けもの》□《みち》を歩く。

⑨ 言論を□《だん》□《あつ》する。

⑩ 体が□《こ》□《きざ》みに震える。

脳チャレ！

「温床」は、何と読むでしょう？

300ページの答え　①かべ　②包　③雑誌　④がく　⑤ふじん　⑥帽子　⑦かく

記憶
300日目

今日で三〇〇日達成～！

学習日 月 日

目標 1分

かかった時間 分 秒

正答数 /8

日本の歴史上の人物に関する言葉です。語群の漢字を組み合わせて書きましょう。

①徳川家□

②坂本龍□

③木戸□□

④大久保利□

⑤□□隆盛

⑥板垣□助

⑦大□重信

⑧伊藤□文

馬 通 博 孝 退 允 康 郷 隈 西

301ページの➡答え ①くじゅう ②えんぎ ③しんこう ④おだく ⑤さわ ⑥樹立 ⑦地盤 ⑧液晶 ⑨行方 ⑩掘

作文

301日目

いつもより慎重に

学習日　月　日

目標 2分30秒

かかった時間　分　秒

次の言葉をすべて使って、短文を作りましょう。

「日本の歴史」
「金物屋」
「自給自足」

ヒント
自給自足……自分に必要なものを自分でつくって間に合わせること。

先生のアドバイス

作文を通して想像力をふくらませることは、脳を活性化させます。

302ページの➔答え
①とうかん　②もうれつ　③めんるい　④わな　⑤すいそう　⑥旅情
⑦植樹　⑧獣道　⑨弾圧　⑩小刻　脳チャレ！…「おんしょう」

基礎トレ

302日目

心を落ち着けて

学習日　月　日

目標 1分

かかった時間　分　秒

正答数　/10

——線は読みがなを、□には漢字を書きましょう。

① 会社再建に腐心する。（　　）

② 曖昧な表現をする。（　　）

③ 王の爪牙となって働く。（　　）

④ 辛辣な言葉をかける。（　　）

⑤ 庭で花を摘む。（　　）

⑥ □《こん》□《だん》会が開かれる。

⑦ 居間の□《てん》□《じょう》が高い。

⑧ □《ふく》□《しょく》関係の仕事に就く。

⑨ □《かい》□《ひん》公園に遊びに行く。

⑩ お□《まわ》りさんに道を尋ねる。

脳チャレ!

「ハンレイに従い、量刑が下される。」は「凡例」「判例」のどっち？

303ページの答え　①康　②馬　③孝允　④通　⑤西郷　⑥退　⑦隈　⑧博

基礎トレ

303日目

続けた自分を褒めて

学習日　月　日

目標 1分

かかった時間　分　秒

正答数　/10

——線は読みがなを、□には漢字を書きましょう。

① 製品に欠陥が見つかる。（　　）

② オスとメスを隔離する。（　　）

③ 容姿端麗で美しい。（　　）

④ 車道の幅員が狭い。（　　）

⑤ 突然雨が降り出す。（　　）

⑥ 不況に□□《はくしゃ》がかかる。

⑦ 勝手な行動を□□《ひなん》する。

⑧ 商売□□《はんじょう》を願う。

⑨ □□《ほらあな》の奥に熊がいる。

⑩ 大量注文も□《うけたまわ》ります。

304ページの➔答え
（例）山奥で自給自足の生活をしている老人が、時々町の金物屋にやって来て、日本の歴史の話をする。

音読 304日目

より高みをめざして

学習日　月　日

目標 2分

かかった時間　分　秒

正答数　／7

次の文章を声に出して読みましょう。——線は読みがなを、カタカナは漢字を書きましょう。

後《のち》の月という時分が来ると、どうも思わずには居られない。①オサナい訣《わけ》とは思うが何分にも忘れることが出来ない。もはや十年余も過去《すぎさ》った昔のことであるから、細かい②ジジツは多くは③覚えて居ないけれど、心持《こころもち》だけは今なお昨日の如《ごと》く、その時の事を考えてると、全く当時の心持に立ち返って、④涙が留めどなく⑤湧くのである。悲しくもあり楽しくもありというような状態で、忘れようと思うこともないではないが、寧《むし》ろ⑥繰り返し繰り返し考えては、夢幻的の⑦キョウミを貪《むさぼ》って居る事が多い。そんな訣から一寸《ちょっと》物に書いて置こうかという気になったのである。

（伊《い》藤《とう》左《さ》千《ち》夫《お》『野菊の墓』）

先生のアドバイス

前頭葉は思考や判断をつかさどります。ここを刺激するにはコミュニケーションが最適！

① □い
② □□
③ （　）えて
④ （　）
⑤ （　）く
⑥ （　）り
⑦ □□

305ページの➡答え　①ふしん　②あいまい　③そうが　④しんらつ　⑤つ　⑥懇談　⑦天井　⑧服飾　⑨海浜　⑩巡　脳チャレ！…「判例」

学習日　月　日

順調 順調

目標 1分

かかった時間　分　秒

正答数　／10

――線は読みがなを、□には漢字を書きましょう。

①事件の波紋が広がる。（　　）

②閑静な住宅街に住む。（　　）

③苛烈な争いが勃発する。（　　）

④最高裁へ控訴する。（　　）

⑤予報は一日中曇りだ。（　　）

⑥□《しん》□《らい》が厚い部下。

⑦果てしない□《おお》□《うな》□《ばら》。

⑧□《ゆう》□《しゅう》の美を飾る。

⑨□《まな》□《むすめ》の結婚が決まる。

⑩多量のガスが□《ふ》き出る。

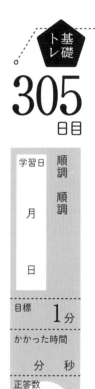

脳チャレ！

「耳触り」「耳障り」正しいのはどっち？

306ページの答え
①けっかん　②かくり　③たんれい　④ふくいん　⑤とつぜん　⑥拍車　⑦非難　⑧繁盛　⑨洞穴　⑩承

基礎トレ

306日目

大きな声で読んでみる

学習日　月　日

目標　30秒

かかった時間　分　秒

正答数　／10

——線は読みがなを、□には漢字を書きましょう。

① 孫と一緒に童謡を歌う。（　　）

② 詳報を待って対策する。（　　）

③ 全国各地を放浪する。（　　）

④ 細部まで緻密な作品だ。（　　）

⑤ 市井の人々の暮らし。（　　）

⑥ 新商品が□《にゅう》□《か》した。

⑦ 朝の浜辺を□《す》□《あし》で歩く。

⑧ 登山者の□《あん》□《ぴ》確認をする。

⑨ □《き》□《ばつ》なアイデアだ。

⑩ 車間□《きょ》□《り》を保つ。

脳チャレ!

「遊説」は、何と読むでしょう?

307ページの答え　①幼　②事実　③おぼ　④なみだ　⑤わ　⑥く　⑦興味

記憶

307日目

やってみれば簡単！

学習日　月　日

目標　2分

かかった時間　分　秒

正答数　／13

語群の漢字を□に当てはめて野菜の漢字を完成させましょう。あまった漢字を組み合わせてできる野菜は何でしょう。

① □□ にんじん

② □□ だいこん

③ □□ なす

④ □□ きゅうり

⑤ □□ たまねぎ

⑥ □□ れんこん

⑦ □□ はくさい

⑧ □ たけのこ

⑨ □□ さといも

⑩ □□ ごぼう

⑪ □ にら

⑫ □ ふき

馬 胡 韮 玉 芋 瓜 人 根 薯 蕗 茄 根

菜 牛 子 参 蓮 蒡 鈴 白 大 里 筍 葱

◆あまった字でできる野菜

（　　　　）

308ページの➡答え　①はもん　②かんせい　③かれつ　④こうそ　⑤くも　⑥信頼　⑦大海原　⑧有終　⑨愛娘　⑩噴　脳チャレ！…「耳障り」

漢字パズル

308日目

使わなければ衰える

学習日 月 日

目標 2分30秒

かかった時間 分 秒

正答数 /6

四つの熟語ができるように、中央の□に漢字を入れましょう。ただし、熟語は矢印の方向に読みます。

① 彩→□、茶→□→紙、□→調

② 都→□、結→□→計、□→格

③ 参→□、思→□→察、□→案

④ 常→□、関→□→結、□→続

⑤ 大→□、納→□→粒、□→腐

⑥ 砂→□、果→□→分、□→質

309ページの➡答え ①どうよう ②しょうほう ③ほうろう ④ちみつ ⑤しせい ⑥入荷 ⑦素足 ⑧安否 ⑨奇抜 ⑩距離 脳チャレ！…「ゆうぜい」

基礎トレ

309日目

集中力アップにも

学習日　月　日

目標　1分

かかった時間　分　秒

正答数　／10

——線は読みがなを、□には漢字を書きましょう。

① 各国の代表を網羅する。（　　）

② 日本料理を堪能する。（　　）

③ 獣を罠で捕獲する。（　　）

④ 日焼けした褐色の肌。（　　）

⑤ 霧に視界を遮られる。（　　）

⑥ □□《きんせん》に触れる名文だ。

⑦ □□《めいし》を交換する。

⑧ 趣味を□《かい》して知り合う。

⑨ 確かな□□□《しんびがん》だ。

⑩ お金を□《たくわ》える。

脳チャレ!

「志半ばにしてサイゴを遂げる。」は「最期」「最後」のどっち？

310ページの答え
①人参　②大根　③茄子　④胡瓜　⑤玉葱　⑥蓮根　⑦白菜　⑧筍　⑨里芋⑩牛蒡　⑪韮　⑫蕗　◆馬鈴薯（ばれいしょ）

これぞ脳の健康法！

学習日　月　日

目標　1分

かかった時間　分　秒

正答数　／10

——線は読みがなを、□には漢字を書きましょう。

① 渓流釣りを楽しむ。（　）

② 気概を感じる演説だ。（　）

③ 観光客を招致する。（　）

④ 意匠を凝らした作品。（　）

⑤ 幸甚に存じます。（　）

⑥ 議員に□□□《りっこうほ》する。

⑦ 部屋の□□《かんき》をする。

⑧ 考古学を□□《せんこう》する。

⑨ □《こよみ》の上ではもう冬だ。

⑩ 思い出すだけでも□《うと》ましい。

脳チャレ！

「万事休す」「万事窮す」正しいのはどっち？

311ページの答え　①色　②合　③考　④連　⑤豆　⑥糖

音読
311日目

今日も明日も明後日も
学習日　月　日
目標　2分
かかった時間　分　秒
正答数　/7

次の文章を声に出して読みましょう。——線は読みがなを、カタカナは漢字を書きましょう。

半年のうちに世相は変《かわ》った。醜《しこ》の御楯《みたて》といでたつ我は。大君のへにこそ死なめかへりみはせじ。若者達は花と①チったが、同じ彼等が生き残って闇屋《やみや》となる。ももとせの命ねがはじいつの日か御楯とゆかん君とちぎりて。けなげな心情で男を送った女達も半年の月日のうちに夫君の②位牌にぬかずくことも③ジム的になるばかりであろうし、やがて新たな④面影を胸に宿すのも遠い日のことではない。人間が変ったのではない。人間は元来そういうものであり、変ったのは世相の上皮《じょうひ》だけのことだ。

昔、四十七士の助命を排して⑤処刑を断行した理由の一つは、彼等が生きながらえて生き恥をさらし折角《せっかく》の名を汚す者が現れてはいけないという⑥老婆心であったそうな。現代の⑦ホウリツにこんな人情は存在しない。

（坂口安吾《さかぐちあんご》『堕落論《だらくろん》』）

①　った
②
③
④
⑤
⑥
⑦

312ページの答え
①もうら　②たんのう　③ほかく　④かっしょく　⑤さえぎ　⑥琴線
⑦名刺　⑧介　⑨審美眼　⑩蓄　脳チャレ！…「最期」

基礎トレ

312日目

達成感を誰かと共有したい

学習日　月　日

目標　1分

かかった時間　分　秒

正答数　／10

——線は読みがなを、□には漢字を書きましょう。

① 旅愁溢れる風景だ。（　　）

② 自然治癒力に任せる。（　　）

③ 政権が瓦解する。（　　）

④ 果敢に挑みかかる。（　　）

⑤ 偏った考え方だ。（　　）

⑥ □《きゅう》□《どう》を習う。

⑦ 失敗が□《ほね》□《み》にしみた。

⑧ □《かっ》□《こう》のよい事を言う。

⑨ 近所の人に□《いも》をもらった。

⑩ 生徒を□《ひき》いて山を登る。

脳チャレ！

「□□は口に苦し」□□に入る言葉は何？

313ページの➡答え　①けいりゅう　②きがい　③しょうち　④いしょう　⑤こうじん　⑥立候補　⑦換気　⑧専攻　⑨暦　⑩疎　脳チャレ！…「万事休す」

基礎トレ

313日目

頭の回転が速くなる

学習日　　月　　日

目標　30秒

かかった時間　　分　　秒

正答数　　／10

——線は読みがなを、□には漢字を書きましょう。

① 宛先をまちがえる。（　　　）

② 叙景に優れた作品。（　　　）

③ 解約について承諾する。（　　　）

④ 坪単価が高騰する。（　　　）

⑤ 暴利を貪る商売だ。（　　　）

⑥ 車を□□《ぶんかつ》払いで買う。

⑦ □□《かんぺき》に仕上げる。

⑧ □□《とし》《は》もいかない子ども。

⑨ ゆっくり□□《かこう》していく。

⑩ □□《しょうそく》を尋ねる。

脳チャレ！

「新しい産業がオコる。」は「興」「起」のどっち？

314ページの➡答え　①散　②いはい　③事務　④おもかげ　⑤しょけい　⑥ろうばしん　⑦法律

記憶
314日目

どこかで見た漢字だ

学習日　月　日

目標 30秒　かかった時間　分　秒

「虫」のついた漢字なのに、本当は虫ではないものが入っています。その漢字に○をつけましょう。

虻　蜆　蝗　蛇

蟬　蛾　蛍　蚊

蜂　蟻　蛙　蝶

記憶
315日目

声にも出して読んでみる

学習日　月　日

目標 30秒　かかった時間　分　秒

「鳥」のついた漢字なのに、本当は鳥ではないものが入っています。その漢字に○をつけましょう。

鷺　鷲　鶏　鶯

鶴　蔦　鳩　鳴

鴨　鷹　嶋　鴇

315ページの➔答え　①りょしゅう　②ちゆ　③がかい　④かかん　⑤かたよ　⑥弓道　⑦骨身　⑧格好　⑨芋　⑩率　　脳チャレ！…「良薬」

316日目

油断大敵

学習日　月　日

目標　1分

かかった時間　分　秒

正答数　/10

——線は読みがなを、□には漢字を書きましょう。

① ヒトは脊椎動物だ。（　）

② 野蛮な行為を叱責する。（　）

③ 危険を冒す。（　）

④ 大差から執念を見せる。（　）

⑤ 座右の銘を記す。（　）

⑥ □《にん》□《む》を全うする。

⑦ 多くの□《さん》□《どう》を得る。

⑧ □《じょ》□《さん》□《し》に相談する。

⑨ 必要性を□《つう》□《せつ》に感じる。

⑩ □《はい》□《りょ》のある振る舞い。

脳チャレ！

「風物詩」「風物誌」正しいのはどっち？

316ページの➡答え　①あてさき　②じょけい　③しょうだく　④つぼ　⑤むさぼ　⑥分割　⑦完璧　⑧年端　⑨下降　⑩消息　脳チャレ！…「興」

基礎トレ

317日目

残りあと五〇日〜！

学習日　月　日

目標 1分

かかった時間　分　秒

正答数　/10

――線は読みがなを、□には漢字を書きましょう。

① 崇高な精神を持つ。（　　）

② 幾何学の基礎を学ぶ。（　　）

③ 胸襟を開いて話し合う。（　　）

④ 冷徹な対応だ。（　　）

⑤ 茨の道を歩く運命。（　　）

⑥ 太平洋を流れる□《だん》□《りゅう》。

⑦ 彼は□《しゅう》□《せい》の友である。

⑧ 社員の□《しょ》□《ぐう》を改善する。

⑨ 失恋し□《かん》□《しょう》に浸る。

⑩ 無理難題を言われ困り□《は》てる。

脳チャレ！

「あわただしい」「あわだたしい」正しいのはどっち？

317ページの答え
314日目　蜆（しじみ）・蛇（へび）・蛙（かえる）
315日目　蔦（つた）・嶋（しま）

音読 318日目

手洗い・うがい・漢字ドリル

学習日　月　日

目標 2分

かかった時間　分　秒

正答数　／7

次の文章を声に出して読みましょう。——線は読みがなを、カタカナは漢字を書きましょう。

或秋《あるあき》のことでした。二、三日雨がふりつづいたその間《あいだ》、ごんは、外へも出られなくて①穴の中にしゃがんでいました。

雨があがると、ごんは、ほっとして穴からはい出ました。空はからっと②ハれていて、③百舌鳥の声がきんきん、ひびいていました。

ごんは、村の小川《おがわ》の④ツツミまで出て来ました。あたりの、すすきの⑤ホには、まだ雨のしずくが光っていました。川は、いつもは水が少《すくな》いのですが、三日もの雨で、水が、どっとましていました。ただのときは水につかることのない、川べりのすすきや、⑥萩の⑦株が、黄いろくにごった水に横だおしになって、もまれています。ごんは川下《かわしも》の方へと、ぬかるみみちを歩いていきました。

（新見南吉《にいみなんきち》『ごん狐』）

①（　　）

②□れて

③（　　）

④□

⑤□

⑥（　　）

⑦（　　）

318ページの➡答え　①せきつい　②やばん　③おか　④しゅうねん　⑤めい　⑥任務　⑦賛同　⑧助産師　⑨痛切　⑩配慮　脳チャレ！…「風物詩」

基礎トレ

319日目

最後まで気をぬかずに

学習日　月　日

目標　1分

かかった時間　分　秒

正答数　／10

――線は読みがなを、□には漢字を書きましょう。

① 荘重な式典を執り行う。（　　）

② 運営方針を詮議する。（　　）

③ 拙宅へお寄りください。（　　）

④ 僅差で負ける。（　　）

⑤ 忍耐力を培う。（　　）

⑥ □□《うか》して成虫になる。

⑦ 友の□□《ちゅうげん》に耳を傾ける。

⑧ しばらく□□《せいよう》する。

⑨ □□《ちょめい》な作家を取材する。

⑩ □《のぞ》み通りの結果だ。

脳チャレ！

「暗中模□」の□に入るのは「索」「策」のどっち？

319ページの答え ①すうこう　②きかがく　③きょうきん　④れいてつ　⑤いばら　⑥暖流　⑦終生　⑧処遇　⑨感傷　⑩果　脳チャレ！…「あわただしい」

基礎トレ

320日目

もう漢字のエキスパート

学習日　月　日

目標 30秒

かかった時間　分　秒

正答数　／10

——線は読みがなを、□には漢字を書きましょう。

① 肥沃な大地だ。（　　）

② ダムが渇水する。（　　）

③ 食後に煎茶を飲む。（　　）

④ 進捗状況を確認する。（　　）

⑤ 事態は崖っぷちだ。（　　）

⑥ 新生活の□□《かどで》を祝う。

⑦ □□《かんるい》にむせぶ受賞者。

⑧ 口の中で□□《じゅもん》を唱える。

⑨ 隊員に自ら□□《しがん》する。

⑩ □《さいわ》いと存じます。

脳チャレ!

「ジャズシャンソン歌手」を早口で五回言ってみましょう。

320ページの答え　①あな　②晴　③もず　④堤　⑤穂　⑥はぎ　⑦かぶ

算用数字を漢数字で書きましょう。

緻密性

321日目

学習日　月　日

脳のアンチエイジング

目標 2分

かかった時間　分　秒

正答数　/5

① 99524820

② 130005318

③ 50490200

④ 9646810000000

⑤ 7500000500

321ページの➡答え
①そうちょう　②せんぎ　③せったく　④きんさ　⑤つちか　⑥羽化
⑦忠言　⑧静養　⑨著名　⑩望　脳チャレ！…「索」

漢字パズル

322日目

タテの三字熟語をヒントに、ヨコにできる四字熟語を完成させましょう。

学習日	あともう少しですね
月　日	
目標	1分
かかった時間	分　秒
正答数	/3

①

議	果	虚	屋
□	□	□	□
録	酒	感	裏

②

当	人	視	尺
□	□	□	□
者	話	者	虫

③

純	配	消	不
□	□	□	□
品	金	署	生

322ページの➡答え
①ひよく　②かっすい　③せんちゃ　④しんちょく　⑤がけ　⑥門出　⑦感涙　⑧呪文　⑨志願　⑩幸

基礎トレ

323日目

いつもドリルをそばに

学習日　月　日

目標　1分

かかった時間　分　秒

正答数　／10

——線は読みがなを、□には漢字を書きましょう。

①各地を流浪する。

②赤い提灯が目印だ。

③釘を打ち付ける。

④ホールインワンを狙う。

⑤失敗した人を嘲る。

⑥□□《ふっこう》を遂げる。

⑦問題点を□□《かいぜん》する。

⑧マニュアルを□□《じゅくどく》する。

⑨□□《ふんべつ》がつかなくなる。

⑩小銭を□□《りょうがえ》する。

脳チャレ!

「会釈」は、何と読むでしょう？

323ページの答え

①九千九百五十二万四千八百二十　②一億三千万五千三百十八
③五千四十九万二百　④九十六兆四千六百八十一億　⑤七十五億五百

基礎トレ

324日目

努力は報われますから

学習日　月　日

目標 1分

かかった時間　分　秒

正答数　／10

――線は読みがなを、□には漢字を書きましょう。

① 公民館で稽古を始める。（　　）

② 朝から蟬が鳴く。（　　）

③ 賭博罪に問われる。（　　）

④ 故郷に錦を飾る。（　　）

⑤ 隙間からそっと窺う。（　　）

⑥ 安全な□□《じょうたい》に戻す。

⑦ 万歩計を□□《けいたい》する。

⑧ 一級に□□《ちょうせん》する。

⑨ 連休はどこも□□《こんざつ》する。

⑩ とどめを□《さ》す。

脳チャレ!

「ヤセイ的な風貌の人だ。」は「野生」「野性」のどっち？

324ページの➡答え　①事実無根　②事情聴取　③正当防衛

音読

325日目

たかが二分、されど二分

学習日　月　日

目標 2分

かかった時間　分　秒

正答数　/7

次の文章を声に出して読みましょう。——線は読みがなを、カタカナは漢字を書きましょう。

北方の海の色は、青うございました。ある時、岩の上に、女の人魚があがって、あたりの①景色を眺めながら休んでいました。

雲間から洩《も》れた月の光がさびしく、波の上を②テらしていました。どちらを見ても③カギりない、物凄《すご》い波がうねうねと動いているのであります。

なんという淋《さび》しい景色だろうと人魚は思いました。自分達は、人間とあまり④スガタは変《かわ》っていない。魚や、また底深い海の中に棲《す》んでいる気の⑤荒い、いろいろな獣物等《けものなど》とくらべたら、どれ程人間の方に心も姿も⑥ニているか知れない。それだのに、自分達は、やはり魚や、獣物等といっしょに、冷たい、暗い、気の⑦滅入りそうな海の中に暮らさなければならないというのはどうしたことだろうと思いました。

（小川未明《おがわみめい》『赤い蠟燭《ろうそく》と人魚』）

①（　　）
②□らして
③□りない
④□
⑤（　　い）
⑥□て
⑦（　　り）

325ページの答え　①るろう　②ちょうちん　③くぎ　④ねら　⑤あざけ　⑥復興　⑦改善　⑧熟読　⑨分別　⑩両替　脳チャレ！…「えしゃく」

基礎トレ

326日目

自分のペースを守って

学習日　月　日

目標　1分

かかった時間　分　秒

正答数　／10

――線は読みがなを、□には漢字を書きましょう。

①撤回を要請する。（　　）

②時雨が通り過ぎる。（　　）

③遠戚が近所に住む。（　　）

④媒酌人を頼まれる。（　　）

⑤連勝を阻まれた。（　　）

⑥会社では□□□《ひょうじゅんご》だ。

⑦□□《くなん》を乗り越える。

⑧こまめに□□《きゅうけい》する。

⑨□□□《ざぶとん》を重ねる。

⑩□《きも》を冷やす。

脳チャレ！

「紛争」「粉争」正しいのはどっち？

326ページの➡答え　①けいこ　②せみ　③とばく　④にしき　⑤うかが　⑥状態　⑦携帯　⑧挑戦　⑨混雑　⑩刺　脳チャレ！…「野性」

基礎トレ

327日目

脳に栄養を！

学習日　月　日

目標　30秒

かかった時間　分　秒

正答数　／10

──線は読みがなを、□には漢字を書きましょう。

① 昆布で出汁をとる。（　　）

② 歴史街道を歩く。（　　）

③ 知人の訃報に接する。（　　）

④ そんな話は眉唾だ。（　　）

⑤ 貢ぎ物を用意する。（　　）

⑥ 海外□《りゅう》□《がく》の夢を叶える。

⑦ □《だん》□《な》さんによろしく。

⑧ 皮膚が□《えん》□《しょう》を起こした。

⑨ 権力の□《もう》□《じゃ》。

⑩ 籐《とう》を□《あ》んで籠《かご》を作る。

脳チャレ！

「類は□を呼ぶ」□に入る言葉は何？

327ページの➡答え　①けしき　②照　③限　④姿　⑤あら　⑥似　⑦めい

記憶

328日目

一日一日着実に

学習日 月 日

目標 1分

かかった時間 分 秒

正答数 /8

次は魚を表す漢字です。それぞれの読み方を後の語群から選んで書きましょう。

① 鰻（　　　）
② 鮭（　　　）
③ 鮎（　　　）
④ 鰆（　　　）
⑤ 鰹（　　　）
⑥ 鱈（　　　）
⑦ 鱧（　　　）
⑧ 鯔（　　　）

あゆ・さわら・ぼら・うなぎ・かつお・さけ・はも・たら

328ページの答え
①ようせい　②しぐれ　③えんせき　④ばいしゃくにん　⑤はば
⑥標準語　⑦苦難　⑧休憩　⑨座布団　⑩肝　脳チャレ！…「紛争」

作文

329日目

精密なマシンのように

学習日　月　日

目標 2分30秒

かかった時間　分　秒

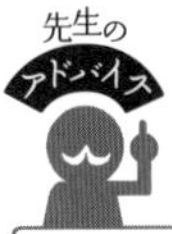

作文は脳を活性化させるとともに、想像力も鍛えられます。

次の言葉をすべて使って、短文を作りましょう。

「宝物」

「百日紅《さるすべり》」

「意気軒昂《けんこう》」

ヒント

意気軒昂……意気込み、勢力がさかんな様子。

329ページの➡答え　①こんぶ　②かいどう　③ふほう　④まゆつば　⑤みつ　⑥留学　⑦旦那　⑧炎症　⑨亡者　⑩編　　脳チャレ！…「友」

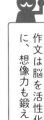

基礎トレ

330日目

もう九合目に到達！

学習日 月 日

目標 1分

かかった時間 分 秒

正答数 /10

――線は読みがなを、□には漢字を書きましょう。

① 生涯の伴侶を見つける。（　　）

② 霜柱の上を歩く。（　　）

③ 一日中、稼働する。（　　）

④ 百万の価値の金塊だ。（　　）

⑤ 芳しい香りが広がる。（　　）

⑥ 温泉宿で□□《たっきゅう》をする。

⑦ □□《きょうりゅう》の化石を採掘する。

⑧ 領土を□□《へんかん》する。

⑨ 犯人を□□《だんてい》する。

⑩ 髭《ひげ》を□《の》ばす。

脳チャレ！

「現役をインタイする。」は「引退」「隠退」のどっち？

330ページの➡答え ①うなぎ ②さけ ③あゆ ④さわら ⑤かつお ⑥たら ⑦はも ⑧ぼら

基礎トレ

331日目

漢字力は人間力

学習日　月　日

目標　1分

かかった時間　分　秒

正答数　／10

——線は読みがなを、□には漢字を書きましょう。

①親睦を深める。（　　）

②官と民が癒着する。（　　）

③本物と紛《まご》うばかりの偽物。（　　）

④業が深い生き方だ。（　　）

⑤刹那主義で生きる。（　　）

⑥□《ふう》□《りん》の音が心地良い。

⑦□《おん》□《びん》に解決する。

⑧神の□《け》□《しん》と呼ばれる。

⑨修業して芸を□《え》□《とく》する。

⑩着替えてから□《で》□《か》ける。

脳チャレ!

「率直」「卒直」正しいのはどっち?

331ページの➡答え　（例）高齢になってもなお意気軒昂な祖父にとって宝物である百日紅が、花を咲かせている。

ドリルで今日の調子を占う

学習日　月　日

目標　2分

かかった時間　分　秒

正答数　/7

次の文章を声に出して読みましょう。——線は読みがなを、カタカナは漢字を書きましょう。

私がこれから書こうとしているきわめて①キカイな、またきわめて②ソボクな物語については、自分はそれを信じてもらえるとも思わないし、そう願いもしない。自分の感覚でさえが自分の経験したことを信じないような場合に、他人に信じてもらおうなどと期待するのは、ほんとに正気の③沙汰とは言えないと思う。だが、私は正気を失っている訳ではなく、——また決して夢みているのでもない。しかしあす私は死ぬべき身だ。で、今日のうちに自分の魂の④オモニをおろしておきたいのだ。私の第一の目的は、一連の単なる家庭の出来事を、はっきりと、⑤カンケツに、⑥注釈ぬきで、世の人々に示すことである。それらの出来事は、その結果として、私を恐れさせ——苦しめ——そして⑦ハメツさせた。

（エドガー・ア・ランポー『黒猫』佐々木《ささき》直次郎《なおじろう》・訳）

① ② ③ ④ ⑤ ⑥ ⑦

332ページの➡答え
①はんりょ　②しもばしら　③かどう　④きんかい　⑤かんば　⑥卓球
⑦恐竜　⑧返還　⑨断定　⑩伸　　脳チャレ！…「引退」

基礎トレ

333日目

ゾロ目だ！　パート3

学習日　月　日

目標　1分

かかった時間　分　秒

正答数　/10

――線は読みがなを、□には漢字を書きましょう。

① 火蓋が切られる。（　　）

② トップの栄冠に輝いた。（　　）

③ 山の威容に圧倒される。（　　）

④ 寸隙をついて進んだ。（　　）

⑤ 素早く身を翻す。（　　）

⑥ □□《そうだい》なテーマを描く。

⑦ お□□《だちん》をねだる。

⑧ 昆虫□□《ずかん》で調べる。

⑨ 地下深くまで□《もぐ》る。

⑩ □□《あまず》っぱい思い出。

脳チャレ！

「熱にうなされる」「熱にうかされる」正しいのはどっち？

333ページの答え　①しんぼく　②ゆちゃく　③にせもの　④ごう　⑤せつな　⑥風鈴　⑦穏便　⑧化身　⑨会得　⑩出掛　脳チャレ！…「率直」

基礎トレ

334日目

最後までやりぬく！

学習日　月　日

目標　30秒

かかった時間　分　秒

正答数　／10

――線は読みがなを、□には漢字を書きましょう。

① 紙幣を数える。

② 交渉が妥結した。

③ 雄姿を映像に残す。

④ レーダーで捕捉する。

⑤ タバコで煙たくなる。

⑥ □□《だんろ》で温まる。

⑦ 各国を□□《れきほう》する。

⑧ 文字を□□《ていねい》に書く。

⑨ □□《じゅんしん》無垢な笑顔。

⑩ □□□《ふろしき》を畳む。

脳チャレ！

「生粋」は、何と読むでしょう？

334ページの答え　①奇怪　②素朴　③さた　④重荷　⑤簡潔　⑥ちゅうしゃく　⑦破滅

発想

335日目

楽しんだもん勝ち

学習日　月　日

目標 2分

かかった時間　分　秒

正答数　/3

同窓会の案内状を送ります。（　）にあてはまる言葉を考えて手紙を完成させましょう。

拝啓　若葉の候、皆様には（　①　）お喜び申し上げます。

さて、思い出深き●●高等学校第十期生は、卒業後四十周年の節目を迎えることとなりました。つきましては同窓会を下記の通り開催することとなりましたのでご案内申し上げます。

懐かしき思い出を語り合い、（　②　）ながら、楽しいひと時を過ごせましたらと存じます。

（　③　）ご出席くださいますようお願いいたします。

敬具

平成△△年10月20日

幹事　小田良典
連絡先　053-769-15○○

記

日時　平成△△年3月18日（土）
午後5時00分～

場所　愛知県名古屋市西区　□□
電話番号　053-192-22○○

会費　5,000円（当日会場にて受付）

なお12月末までに返信はがきにてご出欠をお知らせ下さい。

①（　　　）

②（　　　）

③（　　　）

335ページの答え
①ひぶた　②えいかん　③いよう　④すんげき　⑤ひるがえ　⑥壮大
⑦駄賃　⑧図鑑　⑨潜　⑩甘酸　脳チャレ！…「熱にうかされる」

記憶

336日目

ラストスパート！

学習日　月　日

目標 1分

かかった時間　分　秒

正答数　／8

次は鳥を表す漢字です。それぞれの読み方を後の語群から選んで書きましょう。

①啄木鳥（　　）

②駝鳥（　　）

③孔雀（　　）

④雲雀（　　）

⑤椋鳥（　　）

⑥郭公（　　）

⑦軍鶏（　　）

⑧家鴨（　　）

だちょう・かっこう・あひる・きつつき・むくどり・しゃも・くじゃく・ひばり

336ページの答え ①しへい　②だけつ　③ゆうし　④ほそく　⑤けむ　⑥暖炉　⑦歴訪　⑧丁寧　⑨純真　⑩風呂敷　　脳チャレ！…「きっすい」

基礎トレ

337日目

効果てき面！

学習日　月　日

目標　1分

かかった時間　分　秒

正答数　／10

――線は読みがなを、□には漢字を書きましょう。

① 排斥の動きが高まる。（　　）

② 主役の台詞を覚える。（　　）

③ 対立候補を懐柔する。（　　）

④ 地下茎のある植物。（　　）

⑤ コインで表面を擦る。（　　）

⑥ 空に大きな□《にじ》が架かる。

⑦ 短歌が□□《かさく》に選ばれる。

⑧ アジの□□《ひもの》を焼く。

⑨ 同じ趣味を持つ人が□《つど》う。

⑩ 事を□□《あらだ》てないでくれ。

脳チャレ！

「熱がデンドウして金具が温められる。」は「伝動」「伝導」のどっち？

337ページの答え
例①ますますご清祥（健勝）のことと　②旧交を深め・近況を報告し合い　③ご多忙とは存じますが・万障お繰り合わせの上

一段ずつ登る

学習日　月　日

目標 1分

かかった時間　分　秒

正答数　／10

——線は読みがなを、□には漢字を書きましょう。

① 足首を捻挫する。（　　）

② 奈落に落ちる。（　　）

③ 諺の意味を調べる。（　　）

④ バスが巡回する。（　　）

⑤ 初舞台の口上を終える。（　　）

⑥ 質問には□《てき》□《かく》に答える。

⑦ □《ふん》□《そう》は国際的な問題だ。

⑧ □《そく》□《ざ》に対応する。

⑨ 最後まで□《すじ》を通す。

⑩ 無関心を□《よそお》って話を聞く。

脳チャレ！

「弱冠」「若冠」正しいのはどっち？

338ページの答え　①きつつき　②だちょう　③くじゃく　④ひばり　⑤むくどり　⑥かっこう　⑦しゃも　⑧あひる

基礎トレ

340日目

老化防止にうってつけ

学習日　　月　　日

目標　1分

かかった時間　　分　　秒

正答数　　／10

――線は読みがなを、□には漢字を書きましょう。

① 予定の概略を説明する。

② 自己犠牲の精神。

③ 妻の逆鱗に触れる。

④ 寂として声なし。

⑤ コーヒーの匂いを嗅ぐ。

⑥ □《じゅう》□《らい》より質がよい商品。

⑦ □《れい》□《とう》して作り置きする。

⑧ □《まっ》□《ちゃ》を練り込んだ蕎麦。

⑨ 返事を□《ほ》□《りゅう》にする。

⑩ 家族を□《やしな》う。

脳チャレ!

「□も鳴かずば撃たれまい」
□に入る言葉は何?

340ページの答え
①ねんざ　②ならく　③ことわざ　④じゅんかい　⑤こうじょう　⑥的確
⑦紛争　⑧即座　⑨筋　⑩装　　脳チャレ!…「弱冠」

雨垂れ石を穿つ

学習日　月　日

目標　30秒

かかった時間　分　秒

正答数　／10

——線は読みがなを、□には漢字を書きましょう。

① 強面だが根は優しい。（　　）

② 庭に苔が生える。（　　）

③ 魚が川を遡上する。（　　）

④ 愚息が失礼をしました。（　　）

⑤ 遠くに町の灯が見える。（　　）

⑥ 患部を□《れい》□《きゃく》する。

⑦ 裏話を□《はく》□《じょう》する。

⑧ 現実から□《とう》□《ひ》する。

⑨ □《ちょう》□《ふく》部分を省略する。

⑩ 日本有数の□《ぼう》□《えき》□《こう》。

脳チャレ!

「健気」は、何と読むでしょう？

341ページの答え　①しんせい　②の　③宮殿　④燃　⑤容易　⑥しゅんかん　⑦とどこお

漢字パズル

342日目

考えることが脳の養分

学習日　月　日

目標 1分

かかった時間　分　秒

正答数　/5

それぞれのかたまりから漢字を選んで四字熟語を作りましょう。あまった文字をつなげてできる四字熟語を書きましょう。

①
耳　馬　東　風　晴

②
天　無　耕　衣　縫

③
付　雨　雷　同　和

④
断　言　語　読　道

◆つなげてできる四字熟語

342ページの答え
①がいりゃく　②ぎせい　③げきりん　④せき　⑤か　⑥従来　⑦冷凍　⑧抹茶　⑨保留　⑩養　脳チャレ！…「雉（きじ）」

発想

343日目

学習日　月　日

まだまだ成長の余地あり

目標 2分

かかった時間　分　秒

正答数　／5

次の絵で連想される〝漢字＋送りがな〟の言葉を、それぞれ二つ以上書きましょう。

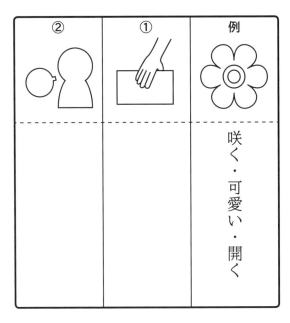

例

咲く・可愛い・開く

①

②

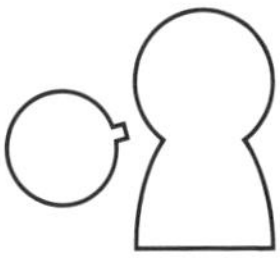

③

④

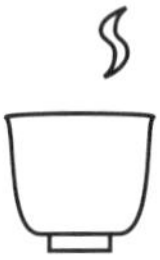

⑤

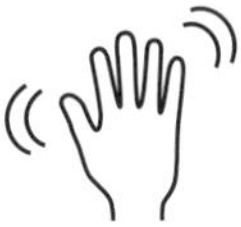

形にはいろいろな見え方があります。

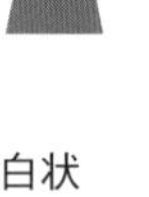

343ページの➡答え　①こわもて　②こけ　③そじょう　④ぐそく　⑤ひ　⑥冷却　⑦白状　⑧逃避　⑨重複　⑩貿易港　脳チャレ！…「けなげ」

基礎トレ

344日目

脳に心地よい負担を

学習日　月　日

目標 1分

かかった時間　分　秒

正答数　／10

――線は読みがなを、□には漢字を書きましょう。

① 自信喪失してしまった。（　　）

② 写真を雑誌に掲載する。（　　）

③ 銘柄でワインを選ぶ。（　　）

④ 国道の拡幅工事。（　　）

⑤ 金遣いが荒い。（　　）

⑥ □□《ぼぜん》で手を合わせる。

⑦ 力士が□□《どひょう》に上がる。

⑧ □□《ひょうばん》のお店。

⑨ □□《おんてい》が外れた歌声。

⑩ 毎晩、月を□□《かんそく》する。

脳チャレ！

「あの新人投手の二桁勝利はカタいだろう。」は「固」「堅」のどっち？

344ページの答え ①馬耳東風 ②天衣無縫 ③付和雷同 ④言語道断 ◆晴耕雨読

基礎トレ

345日目

一気呵成（かせい）に

学習日　月　日

目標 1分

かかった時間　分　秒

正答数　/10

――線は読みがなを、□には漢字を書きましょう。

① 学んだ事を実践する。（　　）

② 狂気を感じる文章だ。（　　）

③ 靴墨で手入れをする。（　　）

④ 字を楷書体で書く。（　　）

⑤ それは羨ましいですね。（　　）

⑥ □《せい》□《けん》放送が流れる。

⑦ 失態を犯し、□《めん》□《ぼく》ない。

⑧ 物語の□《じょ》□《しょう》を読む。

⑨ □《じん》□《とく》のある人物。

⑩ シャツの袖が□《やぶ》れる。

脳チャレ！

「とんぼ返り」「とんぼ帰り」正しいのはどっち？

345ページの答え

例①拭く・拾う・渡す　②吐く・呟く・話す　③飛ぶ・跳ねる・弾む　④熱い・飲む・冷ます　⑤振る・断る・挙げる

今日の得点は？

学習日　月　日

目標 2分

かかった時間　分　秒

正答数　／7

次の和歌を声に出して読みましょう。また、――線は読みがなを書きましょう。

天地《あめつち》の　分かれし時ゆ　神《かん》さびて
高く貴《とうと》き　駿河《するが》なる　布尽《ふじ》の高嶺①を
天の原　振②り放《さ》け見れば　渡③る日の
影④も隠⑤らひ　照る月の　光も見えず
白雲も　い行きはばかり　時じくそ
雪は降りける　語り継⑥ぎ　言ひ継ぎ行かむ
布尽の高嶺は

反歌

田児《たご》の浦⑦ゆ　打ち出でて見れば　真白《ましろ》にそ
布尽の高嶺に　雪は降りける

（『万葉集』）

①（　）　②（り）　③（る）　④（　）　⑤（らひ）　⑥（ぎ）　⑦（　）

346ページの➡答え　①そうしつ　②けいさい　③めいがら　④かくふく　⑤かねづか　⑥墓前　⑦土俵　⑧評判　⑨音程　⑩観測　脳チャレ！…「堅」

基礎トレ

347日目

残りあと二〇日ほど！

学習日　月　日

目標 1分

かかった時間　分　秒

正答数　／10

——線は読みがなを、□には漢字を書きましょう。

① 紳士服の採寸を行う。（　　）

② 誤字が三箇所見られる。（　　）

③ 氏名と年齢を詐称する。（　　）

④ とても淡白な味付けだ。（　　）

⑤ 高値で購入を諦める。（　　）

⑥ 卒業生から□《ゆう》□《し》を募る。

⑦ □《さん》□《み》の強いジュースだ。

⑧ 血液□《けん》□《さ》の結果を待つ。

⑨ 他人の□《そら》□《に》です。

⑩ 酔って□《かつ》□《ぜつ》が悪くなる。

脳チャレ！

「こきおろす」「こけおろす」正しいのはどっち？

347ページの答え

①じっせん　②きょうき　③くつずみ　④かいしょたい　⑤うらや　⑥政見　⑦面目　⑧序章　⑨人徳　⑩破　脳チャレ！…「とんぼ返り」

あわてずに！

学習日　月　日

目標 2分

かかった時間　分　秒

正答数　／7

次の文章を声に出して読みましょう。――線は読みがなを、カタカナは漢字を書きましょう。

私は自分の仕事を①神聖なものにしようとしていた。ねじ曲がろうとする自分の心をひっぱたいて、できるだけ②伸び伸びしたまっすぐな明るい世界に出て、そこに自分の芸術の③キュウデンを築き上げようともがいていた。それは私にとってどれほど喜ばしい事だったろう。と同時にどれほど苦しい事だったろう。私の心の奥底には確かに――すべての人の心の奥底にあるのと同様な――火が④モえてはいたけれども、その火を燻《いぶ》らそうとする塵芥《ちりあくた》の堆積《たいせき》はまたひどいものだった。かきのけてもかきのけても⑤ヨウイに火の燃え立って来ないような⑥瞬間には私はみじめだった。私は、机の向こうに開かれた窓から、冬が来て雪にうずもれて行く一面の畑を見渡しながら、⑦滞りがちな筆をしかりつけしかりつけ運ばそうとしていた。

（有島武郎《ありしまたけお》『生まれいずる悩み』）

①（　）

②（　び）

③［　］

④［　］えて

⑤［　］

⑥（　）

⑦（　りがち）

339ページの答え　①はいせき　②せりふ　③かいじゅう　④ちかけい　⑤こす　⑥虹　⑦佳作　⑧干物　⑨集　⑩荒立　脳チャレ！…「伝導」

基礎トレ

348日目

集中、集中!

学習日　月　日

目標　30秒

かかった時間　分　秒

正答数　/10

——線は読みがなを、□には漢字を書きましょう。

① 産毛が生えている。（　　）

② 骨髄を移植する。（　　）

③ 閑却できない問題。（　　）

④ 老朽化した柱が折れた。（　　）

⑤ 恐怖に陥れる。（　　）

⑥ ダイヤモンドも□□《こうぶつ》だ。

⑦ 忘年会の□□《よきょう》で踊る。

⑧ □□□《こうしゅうかい》に参加する。

⑨ 写真の□□《こうず》を考える。

⑩ 主役の座を□《おびや》かす。

脳チャレ!

「孫のおユウギ会を参観する。」は「遊戯」「遊技」のどっち?

348ページの➡答え　①たかね　②ふ　③わた　④かげ　⑤かく　⑥つ　⑦うら

発想

349日目

考えて書いて

学習日　月　日

目標 30秒　かかった時間　分　秒

正答数　／4

次の各組の□には同じ漢字が入ります。その読み方を後から選んで漢字で書きましょう。

① 古□のお祝いをする。／水を入れて□釈する。（　）（　）

② 販路拡大のため布□を打つ。／海辺にたつ□像。（　）（　）

③ □絡なく話し続ける。／気□を通じる。（　）（　）

④ □轍もない壮大な話だ。／中□半端な結果に終わる。（　）（　）

かん・き・せき・せん・と・みゃく

記憶

350日目

漢字の意味は？

学習日　月　日

目標 30秒　かかった時間　分　秒

正答数　／5

次は日本の地名です。読みがなを書きましょう。

① 厳島（　）

② 斑鳩（　）

③ 大歩危（　）

④ 枚方（　）

⑤ 香嵐渓（　）

349ページの➡答え　①しんし　②かしょ　③さしょう　④たんぱく　⑤あきら　⑥有志　⑦酸味　⑧検査　⑨空似　⑩滑舌　脳チャレ！…「こきおろす」

基礎トレ
351日目

終わりが見えてきました

学習日　月　日

目標　1分

かかった時間　分　秒

正答数　/10

――線は読みがなを、□には漢字を書きましょう。

① 名誉毀損で訴える。（　　）

② 思わず嘆息をもらす。（　　）

③ 花婿が挨拶をして回る。（　　）

④ 時代につれて変遷する。（　　）

⑤ ミシンで巾着袋を縫う。（　　）

⑥ 蜂の□□《たいぐん》を駆除する。

⑦ □□□《せいけつかん》が大事だ。

⑧ お菓子を□□《きんとう》に分ける。

⑨ お金や古着を□□《きふ》する。

⑩ 杓子□□《じょうぎ》で物を言う。

脳チャレ！

「大番振る舞い」「大盤振る舞い」正しいのはどっち？

350ページの答え
①うぶげ　②こつずい　③かんきゃく　④ろうきゅうか　⑤おとしい
⑥鉱物　⑦余興　⑧講習会　⑨構図　⑩脅　脳チャレ！…「遊戯」

基礎トレ

352日目

一歩ずつ前進

学習日　月　日

目標　1分

かかった時間　分　秒

正答数　/10

――線は読みがなを、□には漢字を書きましょう。

① 邸宅にお邪魔する。（　）

② 不遜な態度を取る。（　）

③ 蝶の卵が孵化する。（　）

④ 機織りを体験する。（　）

⑤ 内出血して腫れる。（　）

⑥ 実力が□□《はくちゅう》する。

⑦ 木を□□《ばっさい》する。

⑧ 景気が□□《じゅんかん》する。

⑨ □□《けんあく》な雰囲気。

⑩ □□□《ちゃくがんてん》がよい。

脳チャレ!

「□食う虫も好き好き」□に入る言葉は何?

351ページの➡答え

349日目　①希　②石　③脈　④途

350日目　①いつくしま　②いかるが　③おおぼけ　④ひらかた　⑤こうらんけい

音読

353日目

脳をフル活用

学習日　月　日

目標　2分

かかった時間　分　秒

正答数　/7

次の文章を声に出して読みましょう。――線は読みがなを、カタカナは漢字を書きましょう。

僕はこの先を話す前にちょっと河童《かっぱ》というものをセツメイ①しておかなければなりません。河童はいまだに実在するかどうかもギモン②になっている動物です。が、それは僕自身が彼らの間に住んでいた以上、少しも疑うヨチ③はないはずです。ではまたどういう動物かと言えば、頭に短い毛のあるのはもちろん、手足に水掻《か》きのついていることも「水虎考略《すいここうりゃく》」などに出ているのと著④しい違⑤いはありません。身長もざっと一メエトルを越⑥えるか越えぬくらいでしょう。体重はイシャ⑦のチャックによれば、二十ポンドから三十ポンドまで、――まれには五十何ポンドくらいの大河童もいると言っていました。

（芥川龍之介《あくたがわりゅうのすけ》『河童』）

①

②

③

④（　　）しい

⑤（　　）い

⑥（　　）える

⑦

352ページの➡答え　①きそん　②たんそく　③はなむこ　④へんせん　⑤ぬ　⑥大群　⑦清潔感　⑧均等　⑨寄付　⑩定規　脳チャレ！…「大盤振る舞い」

基礎トレ

354日目

やる前に深呼吸

学習日　　月　　日

目標　1分

かかった時間　　分　　秒

正答数　　／10

——線は読みがなを、□には漢字を書きましょう。

① 眺めのよい海峡の景色。（　　）

② 遮光カーテンを閉める。（　　）

③ 彼は映画界の巨匠だ。（　　）

④ 馬上の敵を斬る。（　　）

⑤ 腹を据えて取り掛かる。（　　）

⑥ 古くからの□《かん》□《れい》に従う。

⑦ □《ゆう》□《えき》な話が聞けた。

⑧ 車の□《おう》□《らい》が多い場所。

⑨ 小松菜を□《さい》□《ばい》する。

⑩ 大きな木の□《みき》にもたれる。

脳チャレ!

「年俸」は、何と読むでしょう?

353ページの答え　①ていたく　②ふそん　③ふか　④はた　⑤は　⑥伯仲　⑦伐採　⑧循環　⑨険悪　⑩着眼点　脳チャレ!…「蓼（たで）」

基礎トレ

355日目

タイムトライアル!

学習日　月　日

目標 30秒

かかった時間　分　秒

正答数　／10

——線は読みがなを、□には漢字を書きましょう。

① 臆面もなく話す。（　　）

② 国家の重鎮だ。（　　）

③ 不足分を補填する。（　　）

④ 河川が氾濫する。（　　）

⑤ 聞くに堪えない話だ。（　　）

⑥ □《くん》□《しょう》を授ける。

⑦ 値札が□《ちょう》□《ふ》されている。

⑧ 真実なんて知る□《よし》もない。

⑨ 親に□《おん》□《がえ》しをしたい。

⑩ 気持ちを□《こ》めて朗読する。

脳チャレ!

「夫婦で一台の車をキョウユウする。」は「共有」「享有」のどっち?

354ページの答え ①説明　②疑問　③余地　④いちじる　⑤ちが　⑥こ　⑦医者

記憶

356日目

ドリルは百薬の長

学習日　月　日

目標　1分

かかった時間　分　秒

正答数　/8

文豪の名前になるように、後の語群から選んで漢字で書きましょう。

①樋口（　　）（　　）

②島崎（　　）（　　）

③谷崎（　　）（　　）

④山本（　　）（　　）

⑤（　　）（　　）実篤

⑥（　　）（　　）康成

⑦（　　）（　　）靖

⑧（　　）（　　）直哉

いのうえ・じゅんいちろう・しが・いちよう・むしゃのこうじ・しゅうごろう・かわばた・とうそん

355ページの➡答え　①かいきょう　②しゃこう　③きょしょう　④き　⑤す　⑥慣例　⑦有益　⑧往来　⑨栽培　⑩幹　脳チャレ！…「ねんぽう」

漢字パズル 357日目

今日入れてあと一〇日！

学習日　月　日

目標 2分30秒

かかった時間　分　秒

文学作品名を探して□で囲みましょう。囲まれなかった漢字を組み合わせてできる文学作品名は何でしょう。

金	閣	寺	百	雪
羅	舞	姫	金	国
生	斜	陽	色	景
門	道	程	夜	草
春	琴	抄	叉	枕
富	暗	夜	行	路
智	恵	子	抄	嶽

囲まれなかった漢字でできる文学作品名

（　　　　）

356ページの答え　①おくめん　②じゅうちん　③ほてん　④はんらん　⑤た　⑥勲章　⑦貼付　⑧由　⑨恩返　⑩込　脳チャレ！…「共有」

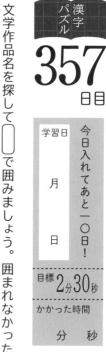

基礎トレ

358日目

どんどん解く

学習日　月　日

目標　1分

かかった時間　分　秒

正答数　／10

――線は読みがなを、□には漢字を書きましょう。

①骸骨を描いた絵。

②子どものころの憧憬。

③未曽有の災害だった。

④境内の鐘を鳴らす。

⑤小遣いから旅費を捻出する。

⑥犯罪を□□《よくし》する。

⑦気象□□《えいせい》ひまわり。

⑧□□□《ていきあつ》が近付く。

⑨□□□《きゃっかんせい》に欠ける。

⑩勉学に□《はげ》む。

脳チャレ！

「善処」「善所」正しいのはどっち？

357ページの答え
①一葉　②藤村　③潤一郎　④周五郎　⑤武者小路　⑥川端　⑦井上　⑧志賀

基礎トレ
359日目

もう達人ですね

学習日　月　日

目標　1分

かかった時間　分　秒

正答数　／10

――線は読みがなを、□には漢字を書きましょう。

① 机に両肘をつく。（　　　）

② 勇敢な男が立ち向かう。（　　　）

③ 迅速な対応を行う。（　　　）

④「人生は旅」は暗喩の表現だ。（　　　）

⑤ 人の成功に嫉妬する。（　　　）

⑥ いまいち□□《しゃくぜん》としない。

⑦ □□《ぎょうぎ》作法を身に付ける。

⑧ □□《むだ》を省き、経費削減。

⑨ □□《こなゆき》が舞う季節。

⑩ □《たき》のような汗が出る。

脳チャレ！

「おざなりな返事」「なおざりな返事」正しいのはどっち？

358ページの➡答え
富嶽百景（雪国・金閣寺・金色夜叉・舞姫・斜陽・羅生門・道程・春琴抄・草枕・暗夜行路・智恵子抄）

音読

360日目

人生これからです

学習日　月　日

目標 2分

かかった時間　分　秒

正答数　/7

次の文章を声に出して読みましょう。また、――線は読みがなを書きましょう。

「天は人の上に人を造《つく》らず人の下に人を造らず」と言えり。されば天より人を生ずるには、万人は万人みな同じ位にして、生まれながら貴賤《きせん》上下の①差別なく、万物の霊たる身と心との働きをもって天地の間にあるよろずの物を資《と》り、もって衣食住の用を達し、自由自在、②互いに人の③妨げをなさずしておのおの安楽にこの世を渡らしめ給うの趣意なり。されども今、広くこの人間世界を④見渡すに、かしこき人あり、おろかなる人あり、貧しきもあり、富めるもあり、貴人もあり、下人もありて、その有様雲と泥《どろ》との相違あるに⑤似たるはなんぞや。その次第はなはだ明らかなり。『実語教《じつごきょう》』に、「人学ばざれば智《ち》なし、智なき者は⑥愚人なり」とあり。されば⑦賢人と愚人との別は学ぶと学ばざるとによりてできるものなり。

（福沢諭吉《ふくざわゆきち》『学問のすゝめ』）

①（　　）

②（　　）い

③（　　）げ

④（　　）す

⑤（　　）たる

⑥（　　）

⑦（　　）

359ページの➡答え　①がいこつ　②しょうけい（どうけい）　③みぞう　④かね　⑤ねんしゅつ　⑥抑止　⑦衛星　⑧低気圧　⑨客観性　⑩励　脳チャレ！…「善処」

あともう少し

学習日　月　日

目標 1分

かかった時間　分　秒

正答数　/10

——線は読みがなを、□には漢字を書きましょう。

① 欄干に手をかける。（　　）

② 愉快な話に興じる。（　　）

③ 帆船が通っていく。（　　）

④ 卑しい言動だ。（　　）

⑤ 残り僅かとなった。（　　）

---

⑥ けんかを□□《ちゅうさい》する。

⑦ 先祖を□□《くよう》する。

⑧ 家の周りに□□《じゃり》を敷く。

⑨ 深い□《やみ》の中を歩く。

⑩ 山の□《みね》が雲の上にそびえる。

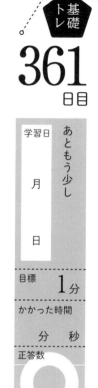

360ページの答え ①りょうひじ　②ゆうかん　③じんそく　④あんゆ　⑤しっと　⑥釈然　⑦行儀　⑧無駄　⑨粉雪　⑩滝　脳チャレ！…「おざなりな返事」

基礎トレ

362日目

今日を入れてあと五日！

学習日　月　日

目標　30秒

かかった時間　分　秒

正答数　／10

――線は読みがなを、□には漢字を書きましょう。

①優勝旗奪還を目指す。（　　）

②美貌を武器にする。（　　）

③土壇場で逃げ切る。（　　）

④自然の恵みを享受する。（　　）

⑤紙に防水加工を施す。（　　）

⑥他人との□□《せっしょく》を避ける。

⑦□□《ぞうに》の準備をする。

⑧□□□《しゃみせん》の演奏。

⑨□□《ふぶき》の中でも配達する。

⑩広大な原野を□□《かいこん》する。

脳チャレ！

「重複」「重復」正しいのはどっち？

361ページの答え　①さべつ　②たが　③さまた　④みわた　⑤に　⑥ぐじん　⑦けんじん

総復習

363日目

今日から総復習！

学習日　月　日

目標 2分

かかった時間　分　秒

正答数　／9

1 ――線の読みがなを書きましょう。

① テストを添削する。（　　）

② 両者の思惑が錯綜する。（　　）

③ それは新しい解釈だ。（　　）

④ 瞬時のうちに判断する。（　　）

⑤ 占い師が水晶を覗き込む。（　　）

2 「大小」のような、反対の意味どうしの漢字を組み合わせた二字熟語を、後の語群の漢字を使って作りましょう。（語群の漢字を余らせてはいけません。）

□□　□□

□□　□□

真・抑・弔・去・揚・就・偽・慶

362ページの➡答え ①らんかん　②ゆかい　③はんせん　④いや　⑤わず　⑥仲裁　⑦供養　⑧砂利　⑨闇　⑩峰

総復習

364日目

あと三日！

学習日　月　日

目標 2分

かかった時間　分　秒

正答数　／9

1 □に漢字を書きましょう。

① ストーブで部屋を□《あたた》める。

② 衣類をケースに□《おさ》める。

③ 本を□《つくえ》の中にしまう。

④ 全身を鏡に□《うつ》す。

⑤ 生物《なまもの》だから□《えい》□《せい》面に注意。

2 次の各組の□には同じ漢字が入ります。その読み方を後から選んで漢字で書きましょう。

① 結□が厳かに行われる。／□涼花火大会。（　　）

② 躍□になって弁護する。／決□集会を催す。（　　）

③ 諸般の事情を勘□する。／懸□事項が解決する。（　　）

④ □巾で茶碗を拭く。／悪い噂が流□する。（　　）

あん・いん・き・しん・ふ・のう

363ページの➡答え　①だっかん　②びぼう　③どたんば　④きょうじゅ　⑤ほどこ　⑥接触　⑦雑煮　⑧三味線　⑨吹雪　⑩開墾　脳チャレ！…「重複」

あと二日!!

学習日　月　日

目標 2分

かかった時間　分　秒

正答数　/9

1 ——線の読みがなを書きましょう。

① 畜産を営む。（　　）

② 湖畔のホテルに泊まる。（　　）

③ 故障が頻発する。（　　）

④ 包丁を研磨する。（　　）

⑤ 躍動感あふれるダンスだ。（　　）

2 「道路」のような、似た意味どうしの漢字を組み合わせた二字熟語を、後の語群の漢字を使って作りましょう。（語群の漢字を余らせてはいけません。）

旋・喪・心・豊・回・核・失・富

（答えは12ページ）

364ページの答え
1 ①てんさく　②さくそう　③かいしゃく　④しゅんじ　⑤すいしょう
2 真偽・抑揚・慶弔・去就

いよいよ最終日!!!

学習日　月　日

目標　2分

かかった時間　分　秒

正答数　/7

1 □に漢字を書きましょう。

① □□《ちかく》変動を起こす。

② □□《こんいろ》の靴下を履く。

③ 孫を□□《できあい》する。

④ 軽い運動で□《あせ》をかく。

⑤ 敵の弱点を□《つ》く。

2 四つの熟語ができるように、中央の□に漢字を入れましょう。ただし、熟語は矢印の方向に読みます。

①
借↓□
王→□←画
□↓屋

②
一↓□
区→□←雲
□↓柄

（答えは13ページ）

●監修者紹介――篠原　菊紀
[しのはら　きくのり]
公立諏訪東京理科大学工学部情報応用工学科教授。
人システム研究所長。
専門は脳科学、応用健康科学。遊ぶ、運動する、学習するといった日常の場面における脳活動を調べている。ドーパミン神経系の特徴を利用し遊技機のもたらす快感を量的に計測したり、ギャンブル障害・ゲーム障害の実態調査や予防・ケア、脳トレーニング、AI（人工知能）研究など、ヒトの脳のメカニズムを探求する。

●デザイン――有限会社ワンダフル（古賀亜矢子）
●DTP・
本文イラスト――M－CRAFT株式会社（水鳥智弘）
●執筆協力――株式会社エディット
●編集協力――株式会社エディット

1日《にち》1分《ぷん》でもの忘《わす》れ予防《よぼう》
毎日脳《まいにちのう》トレ！　漢字《かんじ》ドリル366日《にち》

2016年 4月 5日発行　第1版
2024年10月30日発行　第1版　第22刷
●監修者――篠原 菊紀
●発行者――若松 和紀
●発行所――株式会社西東社《せいとうしゃ》
〒113-0034 東京都文京区湯島2-3-13
電話　03-5800-3120（代）
URL　https://www.seitosha.co.jp/

ISBN978-4-7916-2422-5